● 動画配信　　　　　　　　　　　　　　　　　　　　　　　　　　　　　　　　2019 年 7 月 10 日

利用規約

この利用規約（以下「本規約」といいます）は，株式会社三輪書店（以下「当社」といいます）がウェブサイト上で提供する動画等配信サービス（以下「本サービス」といいます）の利用条件を定めるものです．本サービスを利用した利用者は規約に同意したものとみなします．本規約に同意いただけない場合は本サービスの利用をお控えください．

本サービスの利用
本サービスの利用は，利用者の責任において行ってください．本サービスの利用により発生する通信料は利用者の負担となります．

著作権
本サービスに含まれているコンテンツ，および情報（データ）の集合体に関する著作権その他一切の権利は当社が保有または管理しています．

禁止事項
利用者に対し次の行為を行うことを禁止します．
(1) 本サービスに含まれるコンテンツ，および情報（データ）の一部または全部を個人利用以外の目的で保存，複製，使用すること．
(2) 本サービスに含まれるコンテンツ，および情報（データ）の一部または全部を翻案，改変，アップロード，掲示，送信，頒布すること．
(3) 法令または本規約に違反すること．
(4) 当社のネットワーク，サーバまたはシステムに不正にアクセスすること，または不正なアクセスを試みること．
(5) その他，当社が不適切と判断すること．

サービス内容の変更
当社は利用者に通知することなく当社の判断で本サービスの全部または一部を変更，中断，廃止することができるものとします．

免責
当社は本サービスの完全な利用を利用者に保証するものではありません．本サービスに含まれる内容または情報を利用することにより，直接的または間接的に利用者が損害を被ったとしても当社は一切の責任を負いません．

利用規約の変更
当社は本規約を変更することができるものとします．本規約の変更は，変更内容を公開した時点から有効となり，その後本サービスを利用した利用者は変更後の規約に同意したものとみなします．

動画の視聴方法①

step 1 三輪書店のホームページ内の
動画配信ページにアクセスしてください．

▶▶ https://www.miwapubl.com/movie/

QRコード

step 2 動画配信タイトル一覧から本書をお選びいただき，
「動画配信ページ」をクリックしてください．

step 3 スクラッチシールの銀色部分を削っていただき，
記載されたパスワードをログイン画面のパスワード入力欄に
半角英数字で入力してください．

ジェフ・マリーの
オーストラリアン徒手療法

step 4 ログインページの利用規約をご確認いただき，
利用規約に同意される場合は「利用規約に同意する」にチェックを入れて
「ログイン」をクリックしてください．動画視聴が可能になります．

動画の視聴方法②

本文内のQRコードをスマートフォンやタブレットなどの端末で読み取ってください．

注意事項 本動画配信サービスは，あらゆる環境での動作を保証するものではありません．推奨環境以外でのご利用や，推奨環境下でもブラウザの設定によってはご利用できない，もしくは正しく表示されない場合があります．
お使いのPC端末，スマートフォン・タブレット端末での動画再生は，株式会社Jストリームのチェックツール http://www.stream.co.jp/check/office/ （URLは変更される場合があります）でご確認いただけます．

動画視聴推奨環境 ※推奨環境は本書発行当時のものです．

OS	Windows	10/8.1/※同7も可
	Mac OS	10.13/10.12/※同10.11も可
ブラウザ	Windows	Microsoft Edge/Internet Explorer 11/Chrome/Firefox
	Mac	Safari/Chrome/Firefox

- 動画配信サービスの利用はご購入者1ユーザーのみです．
- 利用規約に同意されない場合は本サービスの利用をお控えください．
- 本サービスは，予告なく内容を変更もしくは提供を中止する場合があります．

詳しい web動画 付き

肩関節疾患の評価と施術アプローチ

ジェフ・マリーの
オーストラリアン徒手療法

90秒ルールで効果を確かめる

著●ジェフ・マリー
　　Jeff Murray
訳●森田あずさ

三輪書店

序文

「序文」

　私は今まで，著名なスポーツドクター，理学療法士，カイロプラクター，オステオパス，運動生理学者，スポーツマッサージ療法士と関わらせていただき，彼らから学び，刺激や影響を受けて「ジェフ・マリー流のやり方」を確立することができた．28年以上の経験の中で，私の評価と治療のテクニックは時間をかけて進化していったのだ．理学療法士のJill CookとEbonie Rioは「痛みをスキャンすることはできない．」と言った．痛みがあるにもかかわらず，レントゲンやMRIを撮っても異常が見られないこともあり，またそれとは反対に変異がスキャンされているにもかかわらず痛みを感じないこともある，という意味である．その原則を理解することで，評価を通して得られる臨床所見を信頼するべきだと考えられるようになった．本書では，私が開発した90-90ルール（90秒ルール）と名付けた評価手法を紹介する．オステオパシーの考え方である「タッチ」が身体に与える影響と，現在では「治療的ウィンドウ」として知られているものからの原則を借用した．子どもの頃に腕をぶつけて痛がっていると，お母さんがやさしく撫でてくれて痛みが和らいだ…などという経験はきっと皆さんにもあるだろう．母親の心地よいタッチによって「痛い」というシグナルが弱められる．ある意味ではゲートコントロールセオリーに似ている．私はこの特殊な原則から，自分の臨床現場でそれを適用して，患者の痛みをコントロールする為に適した箇所にアプローチできているのかどうか判断できないかと考えた．テストで陽性かどうか評価し考えられる原因部位を特定したら，その特定の部位に対して約90秒間シンプルで強すぎない程度の治療マッサージを実施し，系統的に評価する（先ほどの話だと，これが母親が子どもの腕を撫でることにあたる）．90秒の治療マッサージの後，さらに90秒以内に，陽性だった同じテストで再評価を行う．痛みの度合い（VAS 0-10）に変化がないか患者に確認する．変化が見られなければ，次の部位の評価に進む．しかし，「タッチ」（治療的ウィンドウ）に反応したことを私が感じた場合は，治療手順の一部としてその部位にさらに時間を費やすなどの対応を行うことで，より正確な診断と治療が行えるのである．

　読者の皆さんにはタッチのパワーを認識し，学んでほしい．セラピストが手を通して感じる固有のフィードバックは貴重な診断ツールであり，決して過小評価されるべきではない．

謝辞

　日本への旅は私をいろいろな道へと導いてくれた．そして多くの人々から刺激を受けた．継続的な支援と友情，そして情報と教育の共有を積極的にして下さった横山茂樹教授．カイロプラクターでキネシオテープのインストラクターである恩師・岡根知樹先生との関わりは，私自身の怪我のリハビリテーションの大きな転機となり，東洋医学の世界に私の目を開かせた．最後に，私の同僚，通訳，そして親友の森田あずさに，完璧を目指す献身的なサポート，大きな逆境にも負けず努力し，私とともにこの道を歩んで来てくれた彼女に心から感謝する．

ジェフ・マリー

CONTENTS

▼書籍目次

序文――iii
90秒ルールについて――vii

▼web動画タイトル一覧

序文――iii
90秒ルールについて――vii

1 各部位への治療手技

- 1.1 筋膜リリース――2
- 1.2 筋腹リリース――3
- 1.3 トリガーポイントのリリース――4
- 1.4 筋腱移行部のリリース――5
- 1.5 腱のリリース――6
- 1.6 腱付着部のリリース――7

- 1.1 筋膜リリース――2
- 1.2 筋腹リリース――3
- 1.3 トリガーポイントのリリース――4
- 1.4 筋腱移行部のリリース――5
- 1.5 腱のリリース――6
- 1.6 腱付着部のリリース――7

2 肩関節の機能的評価と施術

2.1 棘上筋――10

- 2.1.1 棘上筋：評価――11
- 2.1.2 棘上筋：施術――13
  - ①筋膜リリース――13
  - ②筋腹リリース――14
  - ③トリガーポイントのリリース――15
  - ④筋腱移行部のリリース――15
  - ⑤腱のリリース――16
  - ⑥腱付着部のリリース――16

- 2.1.1 棘上筋―評価――11
- ①棘上筋―筋膜リリース――13
- ②棘上筋―筋腹リリース――14
- ③棘上筋―トリガーポイントのリリース――15
- ④棘上筋―筋腱移行部のリリース――15
- ⑤棘上筋―腱のリリース――16
- ⑥棘上筋―腱付着部のリリース――16

2.2 棘下筋と小円筋――17

- 2.2.1 棘下筋・小円筋：評価――18
- 2.2.2 棘下筋・小円筋：施術――20
  - ①筋膜リリース――20
  - ②筋腹リリース――21
  - ③トリガーポイントのリリース――21
  - ④筋腱移行部のリリース――22
  - ⑤腱のリリース――22
  - ⑥腱付着部のリリース――22

- 2.2.1 棘下筋・小円筋―評価――18
- ①棘下筋―筋膜リリース――20
- ②棘下筋―筋腹リリース――21
- ③棘下筋―トリガーポイントのリリース――21
- ④棘下筋―筋腱移行部のリリース――22
- ⑤棘下筋―腱のリリース――22
- ⑥棘下筋―腱付着部のリリース――22

2.3 肩甲下筋――23

- 2.3.1 肩甲下筋：評価――24

▼ 書籍目次

- 2.3.2 肩甲下筋：施術 — 25
  - ① 筋腹リリース — 25
  - ② 腱付着部のリリース — 25
  - ③ 腱のリリース — 26
  - ④ 筋腱移行部のリリース — 27

2.4 大胸筋 — 28

- 2.4.1 大胸筋：評価 — 29
- 2.4.2 大胸筋：施術 — 32
  - ① 筋膜リリース — 32
  - ② 筋腹リリース — 33
  - ③ トリガーポイントのリリース — 35
  - ④ 腱付着部のリリース — 35

2.5 小胸筋 — 36

- 2.5.1 小胸筋：評価 — 37
- 2.5.2 小胸筋：施術 — 38
  - ① 筋腹リリース — 38
  - ② PNFストレッチ — 38

2.6 三角筋 — 39

- 2.6.1 三角筋：評価 — 40
- 2.6.2 三角筋：施術 — 42
  - ① 筋膜リリース — 42
  - ② 筋腹リリース — 45
  - ③ トリガーポイントのリリース — 47

2.7 広背筋 — 48

- 2.7.1 広背筋：評価 — 49
- 2.7.2 広背筋：施術 — 51
  - ① 筋膜リリース — 51

  - ② 筋腹リリース — 54
  - ③ トリガーポイントのリリース — 57
  - ④ 自己エクササイズ — 57

2.8 斜角筋（前斜角筋・中斜角筋）— 58

- 2.8.1 斜角筋（前斜角筋・中斜角筋）：評価 — 59

▼ web動画タイトル一覧

- ① 肩甲下筋—筋腹リリース — 25
- ② 肩甲下筋—腱付着部のリリース — 25
- ③ 肩甲下筋—腱のリリース — 26
- ④ 肩甲下筋—筋腱移行部のリリース — 27

- ① 大胸筋—筋膜リリース — 32
- ② 大胸筋—筋腹リリース — 33
- ③ 大胸筋—トリガーポイントのリリース — 35
- ④ 大胸筋—腱付着部のリリース — 35

- 2.5.1 小胸筋—評価 — 37

- ① 小胸筋—筋腹リリース — 38
- ② 小胸筋—PNFストレッチ — 38

- 2.6.1 三角筋—評価 — 40

- ① 三角筋—筋膜リリース — 42
- ② 三角筋—筋腹リリース（他動的）— 45
- ③ 三角筋—トリガーポイントのリリース — 47

- ①-1 広背筋—筋膜リリース（他動的）— 51
- ①-2 広背筋—筋膜リリース（腹臥位）— 53
- ①-3 広背筋—筋膜リリース（四つ這い）— 54
- ② 広背筋—筋腹リリース — 54
- ③ 広背筋—トリガーポイントのリリース — 57

▼ 書籍目次

- 2.8.2 斜角筋（前斜角筋・中斜角筋）：施術── 61
  - ① 筋膜リリース── 61
  - ② 筋腹リリース── 62
  - ③ 第1肋骨リリース── 63

2.9 菱形筋── 64

- 2.9.1 菱形筋：評価── 65
- 2.9.2 菱形筋：施術── 67
  - ① 筋膜リリース── 67
  - ② 筋膜スリングのリリース── 68
  - ③ 筋腹リリース── 70
  - ④ トリガーポイントのリリース── 70

2.10 肩甲上腕のリズム── 71

- 2.10.1 肩甲上腕のリズム：評価── 72

2.11 第4胸椎症候群── 73

- 2.11.1 第4胸椎症候群：評価── 74
- 2.11.2 第4胸椎症候群：施術── 75
  - ① 胸椎モビライゼーション── 75

2.12 肋骨── 77

- 2.12.1 肋骨：評価── 78
  - ① 肋骨のコンプレッションと肋骨グライド── 78
  - ② 呼吸時の肋骨の可動制限の評価── 79
- 2.12.2 肋骨：施術── 81
  - ① 肋間筋瘢痕組織の癒着へのアプローチ── 81

  - ② 側弯へのアプローチ── 82

2.13 キネシオテープ── 83

肩関節への適応── 83
（三角筋・棘下筋・小円筋・棘上筋）

▼ web動画タイトル一覧

- ① 斜角筋―筋膜リリース── 61
- ② 斜角筋―筋腹リリース── 62
- ③ 斜角筋―第1肋骨リリース── 63

2.9.1 菱形筋―評価── 65

- ① 菱形筋―筋膜リリース── 67
- ② 菱形筋―筋膜スリングのリリース── 68
- ③ 菱形筋―筋腹リリース── 70

① 胸椎モビライゼーション── 75

- ① 肋骨のコンプレッションと肋骨グライド── 78
- ②-1 呼吸時の背側の肋骨の可動制限の評価── 79
- ②-2 呼吸時の腹側の肋骨の可動制限の評価── 79

- ①-1 肋間筋―クロスファイバー・フリクション── 81
- ①-2 肋間筋―レイキング── 81
- ①-3 肋間筋―マッスルエナジーテクニック── 81
- ② 側弯へのアプローチ── 82

90秒ルールについて

「90秒ルールについて」

90秒ルールとは

　ここでは，私がオステオパシーにおけるタッチの法則やキネシオロジーなどの考え方を自分の臨床で使えるようにアレンジするなかで発案した90秒ルール（90-90ルール）という評価法について紹介する．

　人体の軟部組織は触れられると微妙な変化を起こすと考えられている．痛みや機能障害を起こしている筋肉の軟部組織に対し施される徒手療法では，施術により良い効果が得れるかどうかを見ているわけであるが，人体に触れて良い反応が得られても，その反応は一般的に90秒間は保たれるが，その後リセットされてしまう．しかし，その90秒間は，施術を行った場所が症状に対して適しているのかどうかを判断するチャンスになる．良い反応が出た箇所に，もっと施術を行えば良いと確認できる．適切な反応が得られない場合は，効果が現れる場所を探していくことになる．

90秒ルールの概要

　90秒ルールの使い方について棘上筋を例にして説明する．

　表1に示したようにマトリックス表を作成し，棘上筋を筋膜，筋腹，トリガーポイント，筋腱移行部，腱，腱付着部と，それぞれの部分に分けて評価する．筋膜リリースをして，再評価，筋腹をリリースして再評価，トリガーポイントに対応して再評価，筋腱移行部を施術して再評価，腱を施術して再評価，そして最後が腱付着部である．

　筋膜に対して90秒間施術して，その後90秒以内に再評価し，症状の改善にどのくらいの効果があったかをパーセンテージで患者に答えてもらう．効果が全くなかったとしたら，マトリックス表内の筋膜の欄の横に0%と書く．次に，筋腹を90秒間施術して90秒以内に再評価し，患者が30%良くなったと答えたら，表1の筋腹の欄に30%と記入する．同様に順に施術，再評価を繰り返し，トリガーポイント0%，筋腱移行部70%，腱0%，腱付着部10%などと記入していく．このように評価し，作成したマトリックス表を確認することで，施術効果がみられなかった筋膜に対応する必要はないということがわかり，その後の施術において時間と労力の無駄をしなくて済む．筋腱移行部で70%の効果が出ているので，筋腱移行部に対してさらに時間を費やして施術し，さらなる改善がみられるか試すことになる．

■表1　治療のマトリックス表の記入例

筋膜	0%
筋腹	30%
トリガーポイント	0%
筋腱移行部	70%
腱	0%
筋付着部	10%

各部位への治療手技

1

1 各部位への治療手技

1.1

筋膜リリース

動画
「1.1 筋膜リリース」

　筋膜は筋，骨，器官，神経などを網の目のように包みこんでいる薄い結合組織の層で，それらの間を隔てたり，あるいは互いを連結したりして器官や構造物を形づくり，身体構造を支持している．筋膜は身体の動きに大きく影響する．

　1900年代なかばにアイダ P. ロルフ（Ida P. Rolf）が筋膜に注目し，筋膜の動きへのアプローチ法を提唱したのが始まりで，今日では痛みや症状の治療に関わる重要な組織として知られるようになった．

　筋膜リリースは筋膜間や筋膜と筋肉の間の癒着をなくして組織間の滑走を良くすることを目的に行う．

　筋肉の浅層にアプローチし，熱を起こして筋膜の粘着性を変え，水素結合を破壊して筋膜と筋肉の癒着を解き放す．筋膜リリースには他動運動と自動運動を取り入れて行う方法の2つがある．手技としては摩擦とオシュレーションを用いる．

▶ 基本的ポイント

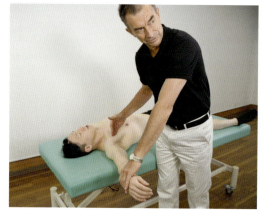
筋膜に対応するには，筋線維の走行を考えて行うようにする．写真では大胸筋の走行を確認している．

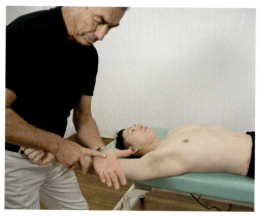
筋膜リリースは手の平全体が皮膚に触れるようにして行う．

▶ 大胸筋筋膜に対する手技

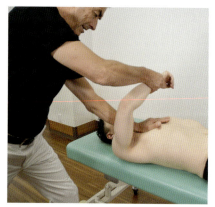
■ 開始肢位
対象とする筋肉（写真では大胸筋）が緩む位置に患者の腕を他動的に動かす．

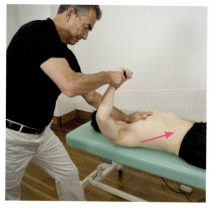
■ 筋膜の伸張
筋膜を捉えることができるように手のひら全体で皮膚を押さえ，伸張方向に動かす．

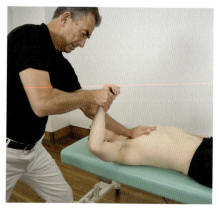
■ オシュレーション
患者の上腕を筋膜を伸ばす方向と反対の方向に他動的に動かし，抵抗を感じたところで止め，上腕を振り子のように揺らして振動を与える（オシュレーション）．緊張がやわらいだと感じたら，さらに抵抗を感じるところまで上腕を動かし，同様にオシュレーションを行う．

1.2 筋腹リリース

「1.2 筋腹リリース」

　筋腹リリースの目的は，外科手術や以前の損傷などが原因で筋線維の間に癒着が起きている状態をほぐすことである．筋肉の形状（羽状筋，紡錘状筋，二頭筋など）を考えながら，筋線維の走行に対して直行にクロスファイバー・フリクション・マッサージ（以下，クロスファイバー・フリクション）を行い，瘢痕組織などの癒着を解き放す．他動と自動を利用する2通りの方法がある．

基本的ポイント

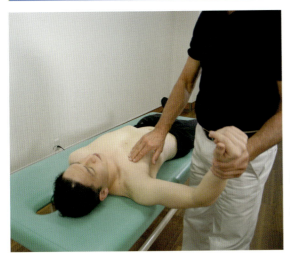

筋腹リリースにおいても，筋膜リリースと同様に対象となる筋肉を緩ませて行う．例えば大胸筋に対応しようとする時，患者の腕が写真のような位置だと，筋肉が伸張してしまい，筋線維をほぐすのが難しい．

大胸筋筋腹に対する手技

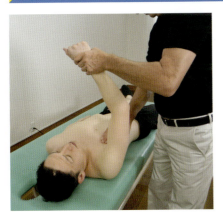
■ 開始肢位
肩関節を水平内転させ，大胸筋が緩む位置に上腕を動かしてから，深部まで指先で押して筋線維に触れるようにする．

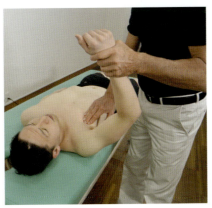
■ クロスファイバー・フリクション
患者が施術を受けているという感覚はあるが，筋肉が収縮してしまうほどの違和感を感じない，という範囲であるVAS（Visual Analog Scale）6くらいの強さでクロスファイバー・フリクションを行う．

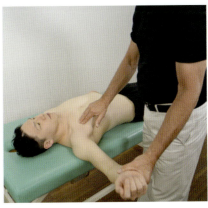
■ 終了肢位
施術箇所を1cmずつずらしていき，大胸筋全体をカバーするように行う．筋肉がリラックスしてきたら肩関節を水平外転させて，少しずつ筋肉を伸張させ，同様にマッサージを行う．

1.3 トリガーポイントのリリース

「1.3 トリガーポイントのリリース」

　筋筋膜にトリガーポイントが存在すると血流が制限されるために，酸素や栄養が十分に行き渡らなくなり，筋肉をリラックスさせることも，筋力を強化していくことも難しくなると言われている．したがって特に筋の機能回復運動の実施前に，トリガーポイントに対する施術を行うことは必須である．トリガーポイントには，圧迫しているところだけが痛いレイトントリガーポイント，自発性の局所痛のほか関連痛等が起こるアクティブトリガーポイント，他のトリガーポイントの関連痛領域に形成されるサテライトトリガーポイント，などがある．手技としては指圧を用いる．

基本的ポイント（僧帽筋に対する手技）

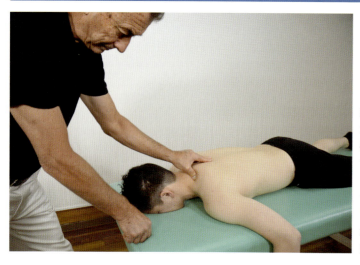

触診中に索状硬結が見つかることがあるが，それをたどっていき，硬いポイントに触れた時にジャンプサインが見られたら，それがトリガーポイントである．触診でジャンプサインがみられたときと同じ圧で指圧し，トリガーポイントが触診指の下で感じられなくなるまで圧迫する．

1.4 筋腱移行部のリリース

「1.4 筋腱移行部のリリース」

　筋肉を施術するにあたっては筋腱移行部にアプローチすることは重要である．なぜなら，骨格筋の張力を感知するゴルジ腱器官（腱紡錘）の90％が筋腱移行部に存在すると言われているからである．筋腱移行部は伸張反射をコントロールし，腱が損傷を受けないよう制御，調整している．筋に遠心性の負担がかかっているような例では腱や筋腱移行部も大きな損傷を受けることになるため，痛みの原因になっている可能性がある．治療的な圧であるVisual Analogue Scale（VAS）6くらいの強さで，やさしくクロスファイバー・フリクション・マッサージ（以下，クロスファイバー・フリクション）を行う．

棘下筋筋腱移行部に対する手技

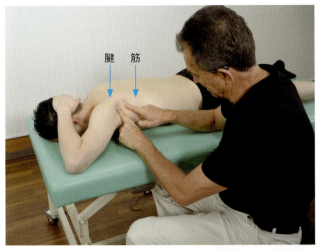

患者に手を頭の上に置いてもらい，触診してやわらかい感触の筋肉からギターの弦のような感触の腱に移行していく部分を探す．

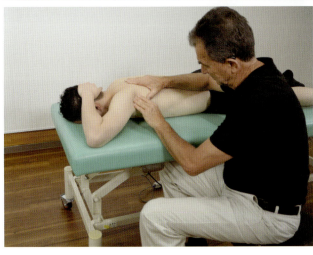

VAS6くらいの強さでクロスファイバー・フリクションを行う．治療に適した疼痛閾値範囲で施術することで，筋腱移行部のゴルジ腱器官がリラックスするように働きかけることが大事である．

1.5 腱のリリース

外科手術や以前の損傷などが原因で腱にも癒着が起きていることがあり，その癒着を取り除くことが必要となる．特に棘上筋の腱の場合は，筋肉が収縮すると腱は肩峰の下へと引っ張られるので，擦れてしまい肩峰下滑液包炎を起こす原因となる．腱を肩峰から引き出し，クロスファイバー・フリクションして癒着などを取り除いていく．

腱に対してアプローチする時，「腱鞘」とそうでない場合とで施術の方法が異なる．腱をリリースする際は，関節可動域全体の動きを通して腱の癒着をほぐしていくが，腱鞘の助けを利用することもある．

▶ 棘上筋腱に対する手技

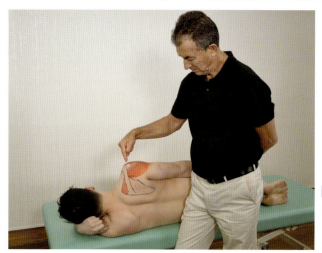

■ 触診
患者は側臥位で施術台の端に横になり，セラピストは患者の上腕骨頭を牽引して上腕骨大結節と肩峰との間に隙間を作る．

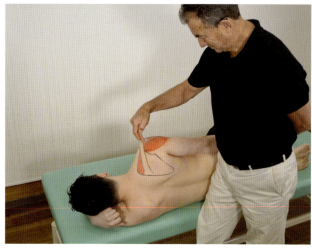

■ クロスファイバー・フリクション
肩峰と上腕骨大結節の間の隙間がつくる皮膚の凹みから触診できる腱に対し示指で補強した中指先端で，クロスファイバー・フリクションを行う．

1.6 腱付着部のリリース

「1.6 腱付着部のリリース」

　腱付着部は，腱が骨の骨膜に付着している箇所で，多くのストレスがかかる．遠心性収縮の際に腱がよりストレスを受けているため，患者は腱付着部に痛みを感じることが多い．野球などでボールを投げる時に，最も負担がかかるのは棘下筋の腱付着部で，投球のモーションの最後で一番ストレスがかかる．負担がかかった結果として腱付着部に癒着が起きることが多い．

▶肩甲下筋腱付着部に対する手技

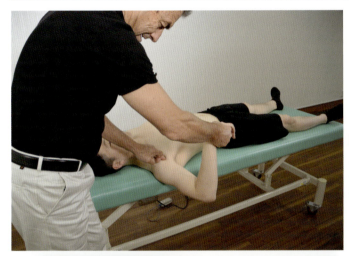

■ 触診
上腕二頭筋長頭腱を触診できたら，それをもとに上腕骨小結節の位置を確認する．緩ませた大胸筋の下に指をもぐり込ませるようにして上腕骨小結節につながる肩甲下筋腱付着部を触診する．

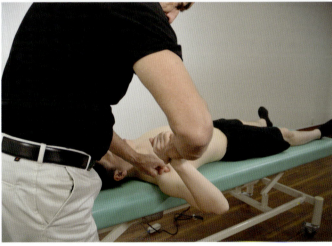

■ 施術
上腕を内旋させ上腕骨小結節にある肩甲下筋腱付着部を押さえながら，他動で上腕を外旋させる．押さえている指の下で腱の動きを感じることができるかどうか確認しながらクロスファイバー・フリクションを行う．

2

肩関節の機能的評価と施術

2.1 棘上筋

▶ 起始：肩甲骨の棘上窩
▶ 停止：上腕骨の大結節
▶ 作用：0°から10°までの肩関節外転と肩関節の安定

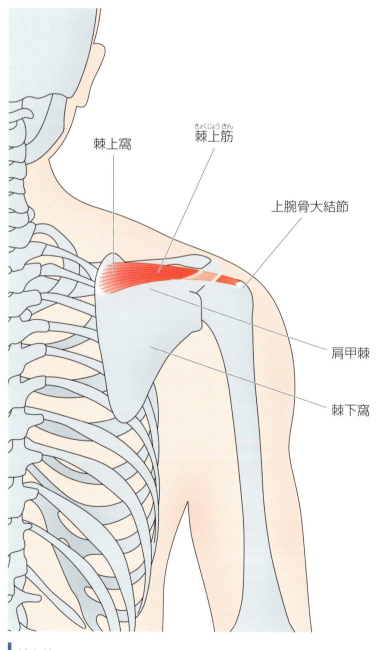

棘上筋

2.1.1 棘上筋：評価

動画▲
「2.1.1 棘上筋—評価」

ペインフルアークテスト

自動運動テスト

▶患者に肩関節外転を行ってもらう．

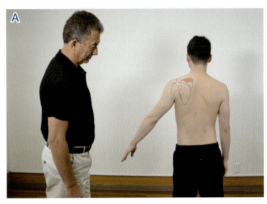
■ 60°外転

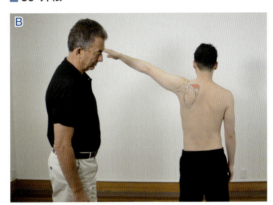
■ 120°外転

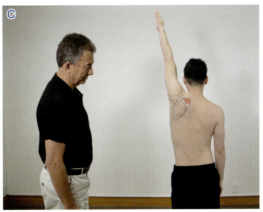
■ 180°外転

A, B：60°〜120°外転の間で痛みが出る場合は棘上筋インピンジメントか肩峰下滑液包炎の可能性があり，ペインフルアークテスト陽性と考える（外転120°を過ぎたところで痛みが減少する）．さらにエンプティカン・テスト（次頁）を行う．

C：外転の可動最終域で痛みが出る場合は，肩鎖関節の機能不全が考えられる．

抵抗運動テスト

求心性収縮

▶ 三角筋が痛みに関係しているかどうかをみるために行う．
▶ 腕を体の横につけた状態からセラピストの加える力に抵抗して外転してもらう．
（動画なし）

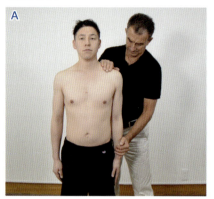
■ 0°外転

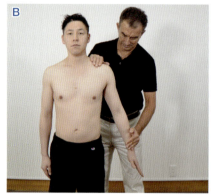
■ 10°外転

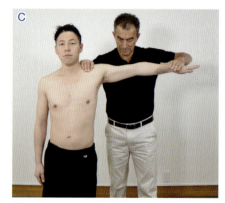
■ 90°外転

A：下垂位にて患者が痛みを感じる場合は，収縮させた筋肉グループ（外転筋）が痛みの原因である可能性が高い．
B：患者は10°外転の位置から手のひらは下向きにし，セラピストは内転方向に力を加え，患者はそれに反して外転方向へ動かそうとする．ここで痛みが出る場合は，三角筋を評価する必要が出てくる．
C：90°外転位で痛みを感じる場合は三角筋が痛みの原因である可能性が高い．

エンプティカン・フルカン・テスト

▶ 棘上筋の損傷の有無の確認のために行う．
▶ 肩関節90°外転・30°水平内転位にて内旋（エンプティカン・テスト）させ，手の位置を保持して上腕の遠位部に下方への抵抗をかけ，患者に押し返してもらい，痛みと筋力の低下の有無を確認する．90°外転・90°水平内転・90°外転，最終可動域でも行う．
▶ フルカン・テストは90°外転・90°水平内転で外旋し，母指を上に向けて行う．

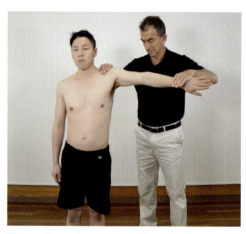
■ エンプティカン・テスト（30°水平内転）

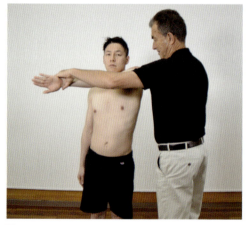
■ エンプティカン・テスト（最終可動域）

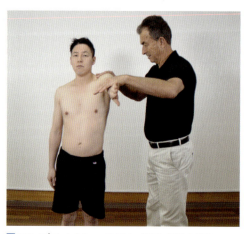
■ エンプティカン・テスト（90°水平内転）

- エンプティカン・テストとフルカン・テストの両方が陽性であれば，回旋腱板の筋肉または腱（特に棘上筋か棘下筋）に損傷がある可能性が高い．
- 水平内転90°でエンプティカン・テスト（内旋）が陽性で，フルカン・テスト（外旋）が陰性の場合は肩甲上腕関節の不安定性が原因で棘上筋腱のインピンジメントを起こしている可能性が高いので，肩甲上腕関節のリズムの評価が必要となる．
- 棘上筋の筋力低下がみられる場合，腕神経叢の評価を行う．

2.1.2 棘上筋：施術

① 筋膜リリース

準備：熱を起こす

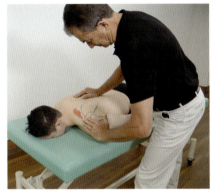
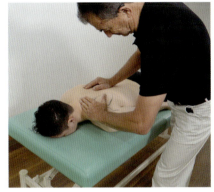
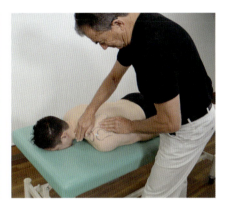

- 肩甲棘の上をさすって温め，熱を起こす．
- 温まってくると皮膚もピンク色に変わってくるので，それから他動運動で筋膜リリースを行う．

他動的リリース

- 筋膜をスライドさせながら，反対方向に他動的に肩関節外転，内転させる．

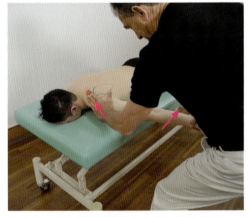
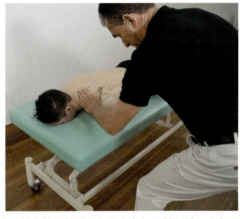

- 患者の腕を上げた状態から内転させる．このとき，棘上筋が伸ばされる方向と反対に手のひらで筋膜を伸張させる．

自動的リリース

- 患者による自動的肩関節外転，内転の動きを利用して行う．

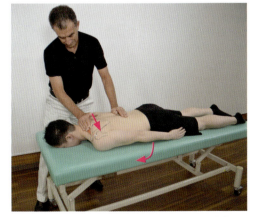
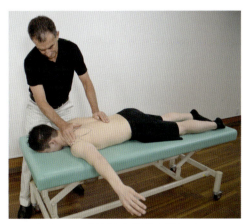

- 患者に腕を外転してもらいながら，他動的リリースのときとは反対側から筋膜を捉える．
- 90秒施行したところで患者に立ち上がってもらい，症状に変化があるかどうか再評価する．

②筋腹リリース

「②棘上筋—筋腹リリース」

他動的リリース

- 筋腹リリースではクロスファイバー・フリクションを使って，癒着をほぐす．
- 施術しながら，索状硬結がないか探すが，トリガーポイントを施術するのは筋腹リリースの後まで取っておく．

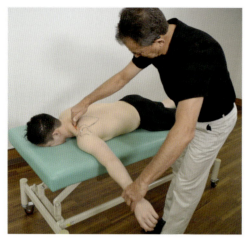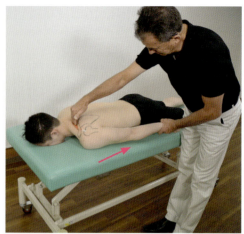

● 患者の腕を内転，外転させながら，筋肉に対しクロスファイバー・フリクションする．

自動的リリース

- 筋膜リリースの時と同じように，自動運動を利用してリリースする．
- 90秒間施術を行った後に，再評価する．

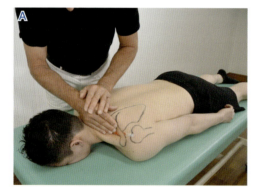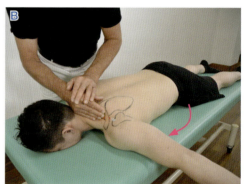

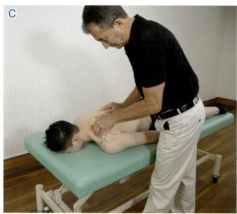

A, B：患者に上腕を外転・内転してもらい，筋肉が収縮したり伸張したりする中で，筋線維を捉えながら癒着をほぐす（動画なし）．
C：筋線維に対して直行にクロスファイバー・フリクションする．

③ トリガーポイントのリリース

動画 ▶「③ 棘上筋—トリガーポイントのリリース」

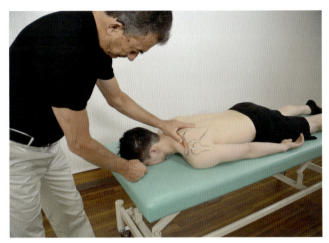
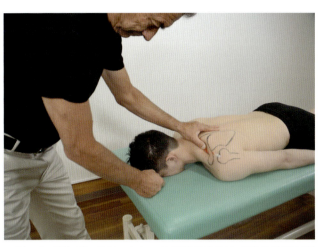

- 棘上筋を触診して，押さえた箇所にジャンプサインがないかみる．
- 押さえた時に患者が頭痛を感じたら，僧帽筋を触診してしまっているので，棘上筋に戻るようにする．
- 肩甲棘よりも下を触診しないように注意する．

- ジャンプサインがあったら，その箇所を痛みが消えるまで指圧する．
- 圧を VAS 8 以上にしないようにする．

④ 筋腱移行部のリリース

動画 ▶「④ 棘上筋—筋腱移行部のリリース」

▶ 棘上筋の筋腱移行部は肩峰の下を通っているので，触診しにくい．中指を人差し指でサポートして，肩峰と鎖骨の端のスペースに当て，そのスペースの中でクロスファイバー・フリクションする．

▶ ゴルジ腱器官があり，腱の緊張をモニターしているので，患者の疼痛閾値に注意しながら，強くしすぎないように気をつける．

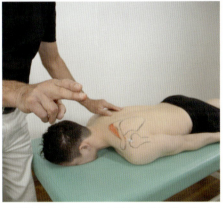
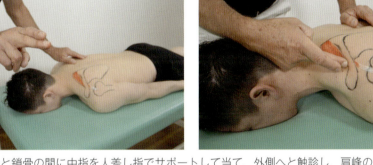

- 肩峰と鎖骨の間に中指を人差し指でサポートして当て，外側へと触診し，肩峰の内側で凹んでいる部分を指で触診し，クロスファイバー・フリクションを行う．

他動的リリース

▶ 他動運動を利用しながら，筋腱移行部をクロスファイバー・フリクションし，この部分にある癒着を解きほぐすようにする．

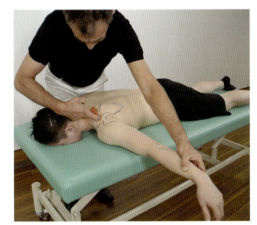
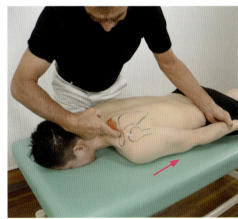

- 他動運動で外転させて，指で筋腱移行部を押さえながら内転させて伸張させる．
- もう一度，伸張させながら，クロスファイバー・フリクションする．

自動的リリース

▶ 自動運動を利用しながら，筋腱移行部をクロスファイバー・フリクションし，この部分にある癒着をほぐすようにする．
（動画なし）

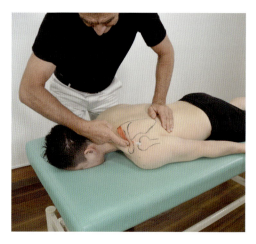
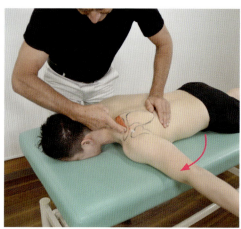

⑤ 腱のリリース

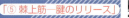

▶ 腱は肩峰から出てきて上腕骨大結節に繋がっているので，肩峰の下から腱を引っ張り出して，クロスファイバー・フリクションを行う．

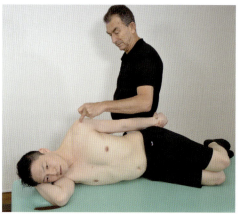
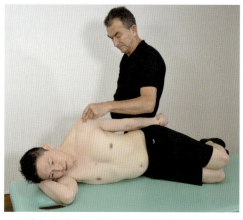

- 患者に側臥位になってもらい，手首を掴んで，反対の手で肩峰の端を触診し，肩峰と上腕骨の間のスペースを探す．
- セラピストは体重を後ろへかけて，患者の腕を牽引してもっと凹みを作る（力を抜くと，上腕骨頭は上に挙がり，触指はスペースから押し出される）．
- 肩峰と上腕骨大結節の間で牽引して凹むところを，人差し指でサポートした中指で押して，腱をクロスファイバー・フリクションする．

⑥ 腱付着部のリリース

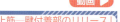

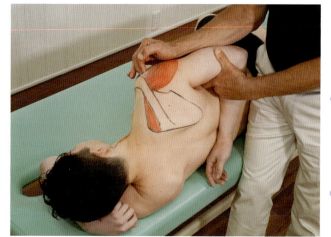

- 患者に側臥位になってもらい肩を牽引して，上腕骨大結節を触診できたら，内旋させて，さらに牽引させれば上腕骨大結節を触診しやすくする．
- 腱が上腕骨大結節に繋がっているところをクロスファイバー・フリクションする．

2.2 棘下筋と小円筋

棘下筋

- ▶起始：肩甲骨の棘下窩の内側2/3
- ▶停止：上腕骨の大結節上面の前外側部，肩関節包
- ▶作用：肩関節の外旋と，この関節の運動中に上腕骨頭を肩甲骨関節窩に支持する
- ▶神経：肩甲上神経（C4〜C6）

小円筋

- ▶起始：肩甲骨外縁の後面の外側部，上2/3
- ▶停止：上腕骨の大結節下部，肩関節包
- ▶作用：肩関節の外旋と，肩関節の運動中に上腕骨頭を肩甲骨関節窩に支持する
- ▶神経：腋窩神経（C5，C6）

●ポイント：野球，クリケット，やり投げなど，投げる動きの最後では，棘下筋や小円筋に遠心性荷重がかかり，特に腱や筋腱移行部に負担となる．

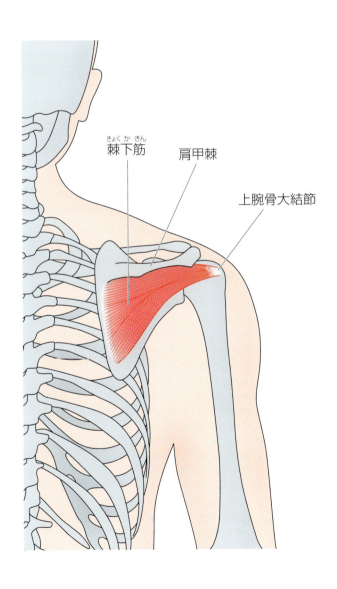

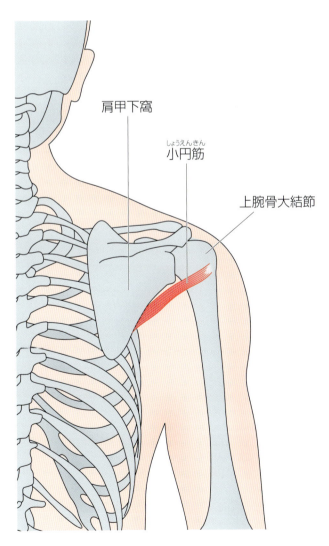

2.2.1
棘下筋・小円筋：評価

「2.2.1 棘下筋・小円筋―評価」

- 棘下筋と小円筋の評価をしたい時は肩関節 90°外転位で内旋を行う評価が好ましい．90°外転で行えば，内旋だけの動きをみることができる．

自動運動テスト

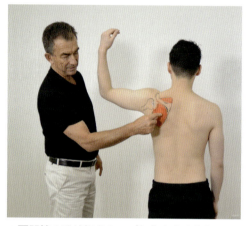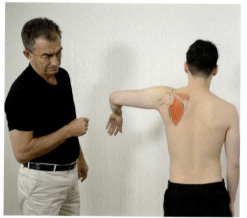

- 肩関節 90°外転をキープしたまま内旋してもらい，棘下筋と小円筋を伸張させ，痛みが出ないかみる．両側同じように行って，左右を比較する．

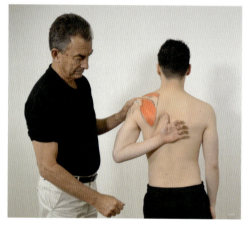

〔別法〕写真のように患者に手を背中に回してもらい，棘下筋を伸張させて行う評価方法では，外転，伸展，内旋の動きが少しずつ組み合わさる形となるので，純粋に内旋の動きを評価しにくい．

他動運動テスト

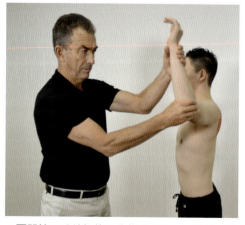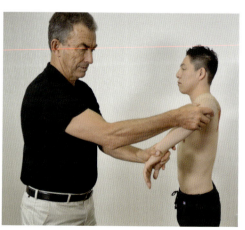

- 肩関節 90°外転位で内旋させる．肩甲骨の動きに注意する．上腕骨頭が前方に動いてしまう地点が解剖学的可動限界である．
- 80°くらいまで内旋するのが普通である．痛みを感じないか確認し，左右を比較する．

18

抵抗運動テスト（等尺性）

- ▶ 検査する側の肘関節を固定して行う．
- ▶ 棘下筋への負荷の程度により3段階に分けて，負荷が少ない段階から評価し，痛みがでれば，それ以降の段階のテストを行う必要はない．
- ▶ 痛みを再現できない時は，持久力の問題を考慮する．

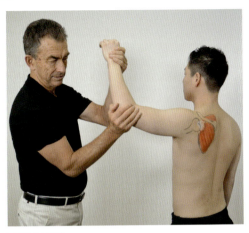 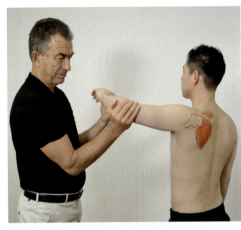

■ 第1段階
- 他動的に可能なかぎり，棘下筋が弛緩する位置で，前腕遠位外側を保持する．セラピストの加える抵抗に反して外旋してもらう．この位置で痛みを感じるようであれば重度の筋損傷が考えられる．

■ 第2段階
- 第1段階の位置より棘下筋に負荷のかかる肩関節90°内旋の位置でテストする．

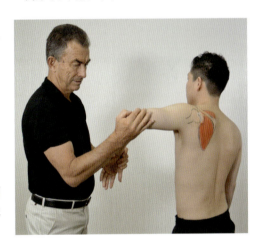

■ 第3段階
- 第2段階でもまだ痛みが出ないのであれば肩関節最大内旋位で抵抗を加え，最大の等尺性収縮を行わせる．

抵抗運動テスト（遠心性テスト）

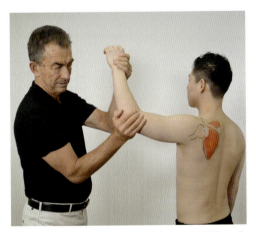

- セラピストは内旋方向へ動かし，棘下筋・小円筋を伸張させる．患者は肩関節90°外転を保って，外旋方向に少しの力で抵抗する．

2.2.2
棘下筋・小円筋：施術

① 筋膜リリース

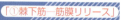

準備：熱を起こす

▶摩擦して熱を起こすことで筋膜の粘着性を変える．

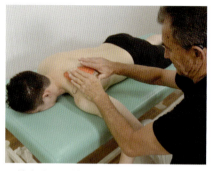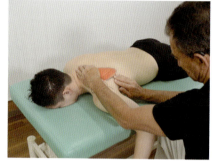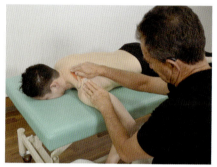

- 筋肉までは触診しないように，手掌を棘下筋に平らにあてて浅層を捉え，筋膜に対しさまざまな方向に伸ばす．
- 皮膚がピンク色になるくらいまで行い，血行を良くする．

他動的リリース

▶上腕骨頭が前方にずれないように行う．

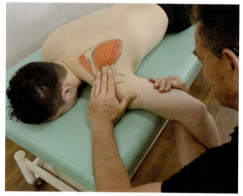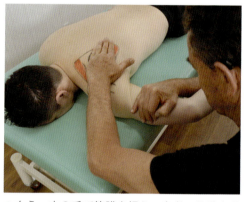

- セラピストの腕をかけて患者の上腕と肘を固定し，上腕骨頭のずれを防ぐ．
- もう一方の手で筋膜を捉え，患者の前腕を動かして肩関節を内旋し，筋肉を伸張させながら，筋肉の走行に沿って肩甲棘の外側から，肩甲骨内側縁，下方へと筋膜をリリースしていく．

自動的リリース

▶患者自身に内旋・外旋してもらい，それに伴う筋肉の動きとは反対方向に筋膜を伸張する．

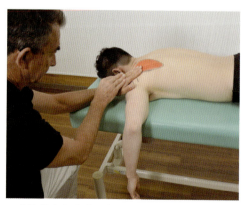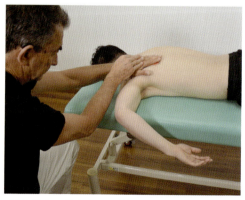

- 内旋位から患者に自動で外旋してもらい，外旋に伴う筋肉の動きとは反対の方向に筋膜を伸張する．次に外旋位から内旋してもらい，内旋に伴う筋肉の動きとは反対の方向に筋膜を伸ばす．

② 筋腹リリース

他動的リリース

▶ 筋腹をリリースするときは，筋肉をしっかり押さえる．
▶ リリースしながら，トリガーポイントがありそうな索状硬結を探す．

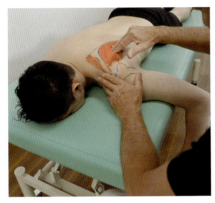 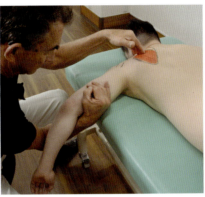 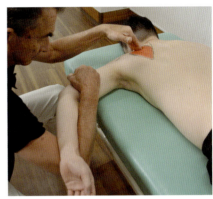

● 肩甲棘の下をカバーするように肩甲骨を触診しながら，癒着，損傷，トリガーポイントがありそうな索状硬結を探す．
● 筋膜リリースをしたことで筋肉が温まってきたら，筋膜リリース時と同様に，他動的動きを利用しながら，肩甲骨内側縁から肩甲棘の下までクロスファイバー・フリクションをして筋線維をほぐし，再評価する．

自動的リリース

▶ 他動を利用した動きでは届かない部分の筋線維の癒着をほぐすことができる．
▶ トリガーポイントが見つかってもまだ施術しないでおく．

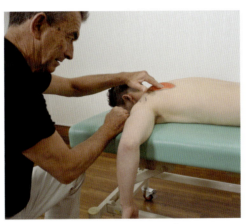 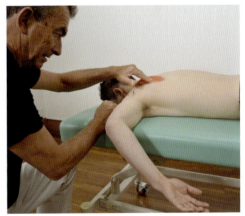

● 患者に内旋・外旋してもらいながらクロスファイバー・フリクションを行い，筋線維をほぐしていく．

③ トリガーポイントのリリース

▶ 棘下筋・小円筋に見られるトリガーポイントは，夜中寝ている時に肩関節の前面に痛みを起こすことがある．

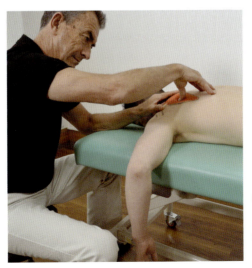

● 触診しながら，索状硬結をたどって，ジャンプサインが見られないか確認していく．
● ジャンプサインが見られたら，指圧を使って完全にリリースし，再評価する．

④ 筋腱移行部のリリース

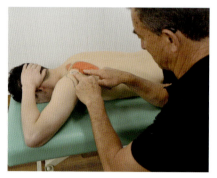
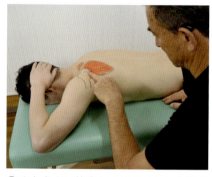
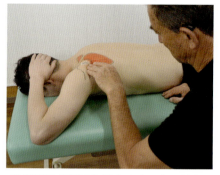

① やわらかい筋肉とギターの弦のような感触の腱の両方を触診する．

② やわらかい筋肉とコリコリとした腱の境目（＝筋腱移行部）を見つける．

③ 筋腱移行部は施術する時に痛みが出る場所なので，患者の反応をよく観察しながらVAS6くらいの強さでクロスファイバー・フリクションする．

⑤ 腱のリリース

▶患者は違和感や痛みを感じると思われるため，痛みがあるかもしれないことを伝え，VAS6ぐらいの強さで施術する．

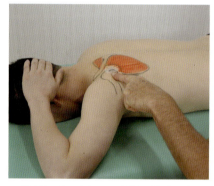
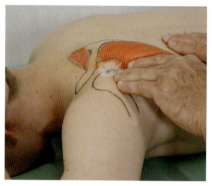
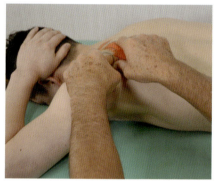

● 指さしているところが棘下筋腱である．

● 棘下筋の腱へのアプローチでは，三角筋の下から可能なかぎり触診する．

● VAS6ぐらいの強さで母指でギターの弦を爪弾くようにクロスファイバー・フリクションを行う．腱が2本あるので片方をもう片方の腱の上で交差させるように爪弾く．

⑥ 腱付着部のリリース

▶触診の別法として，肩甲棘から上腕骨大結節まで辿っていく方法がある．大結節から前方が棘上筋の停止で，後方が棘下筋の停止となる（触診すると痛い場所である．患者が痛くなければ，触診できていないということである）．

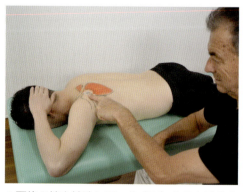
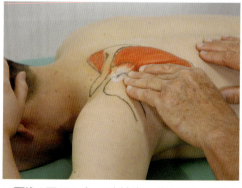

● 肩峰の端を触診して，すぐ下にある上腕骨大結節を見つける．棘下筋と小円筋の腱は大結節からほんの少し背側にある．

● 肩峰の下でスペースを触診し，指をそこより少し背側へ動かし，上腕骨大結節との間をクロスファイバー・フリクションして，癒着をほぐしていく．

2.3 肩甲下筋

- ▶起始：肩甲下窩・肩甲骨肋骨面
- ▶停止：上腕骨小結節・小結節稜
- ▶作用：肩関節内旋
- ▶神経：肩甲下神経（C5，C6）
- ◉ポイント：
  - 肩甲下筋は肩関節を安定させる役割がある．
  - 肩甲下筋は内旋筋であり，水泳選手のように内旋の動きの多い方によく問題が見られる筋肉である．
  - 棘上筋に問題がある人も肩甲下筋に負担がかかるので，棘上筋に問題が見られる患者に対しては必ず肩甲下筋にも対応するようにする．
  - 肩甲下筋の上には大胸筋，広背筋と大円筋が重なっており，肩甲下筋全体を触診することができないので，工夫してできる範囲で施術を行う．

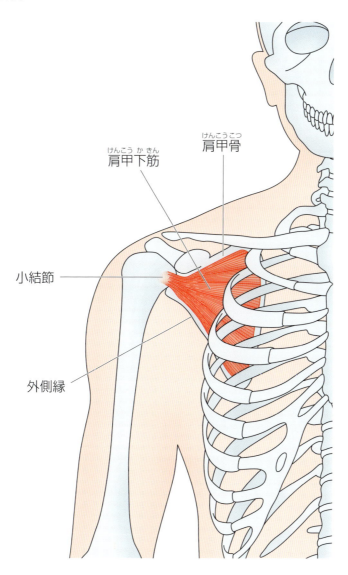

2.3.1
肩甲下筋：評価

肩甲下筋の評価は，肩関節90°外転で内旋・外旋させてテストすることで，同じく肩関節内旋の作用がある大胸筋の要素を取り除くようにする．

■ 自動運動テスト

▶ より正確に肩甲下筋を評価するには肩関節90°外転で行うとよい．肩関節90°外転で内旋させたほうが上腕骨小結節を回旋させることができるので，より肩甲下筋だけに絞って伸張させることができる．

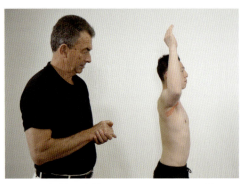
● 90°外転位で内旋してもらい，肩甲下筋を収縮させる．

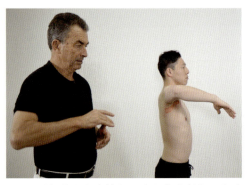
● 90°外転位から内旋して痛みを感じないか確認する．

■ 他動運動テスト

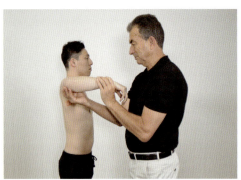
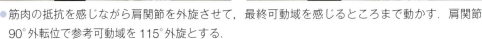
● 筋肉の抵抗を感じながら肩関節を外旋させて，最終可動域を感じるところまで動かす．肩関節90°外転位で参考可動域を115°外旋とする．

■ 等尺性抵抗運動テスト

▶ 抵抗をかけてテストする時は，まず90°外転位，0°内旋位からスタートし，次に中間位，最終可動域の位置の順で行うことで徐々に負担を増やしていく．
▶ 患者が痛みを訴えたら，それ以上は伸張させない．
▶ 遠心性テストでは，90°外転位，0°内旋位から開始し，患者は肩関節90°外転を保ちながら，内旋方向へ少しだけ抵抗する．セラピストは外旋方向へ動かし，肩甲下筋を伸張させる．

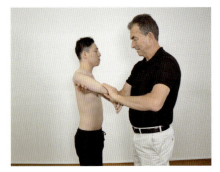
■ ニュートラル位（90°外転，0°内旋）

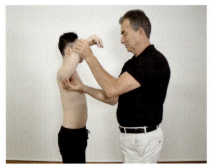
■ 中間位

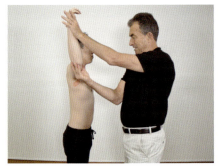
■ 最終可動域

● 患者の肘を固定して手首を把持し，肩関節外旋の方向へ抵抗をかける．患者に抵抗に反して内旋してもらう．

2.3.2 肩甲下筋：施術

肩甲下筋は肩甲骨の下から広背筋と大円筋の下を通って，肩甲骨と胸郭の間にあるので触診するのが難しく，筋膜リリースをするのは無理である．筋膜リリースはできないので90秒ルールから除く．

① 筋腹リリース

▶ 肩甲下筋は触診困難だが，肩甲骨を外転させて母指を肩甲骨と胸郭の間に潜り込ませることで，肩甲下筋の腹側面を触診することができる．
▶ できるかぎり深部にアプローチして可能な範囲で肩甲下筋の筋腹を母指で触診し，肩甲骨を外転させて母指の上にかぶせるようにして，筋肉を触診しやすくする．
▶ 筋腹のクロスファイバー・フリクションを90秒行い，痛みや可動範囲に変化がないか90秒以内に再評価する．

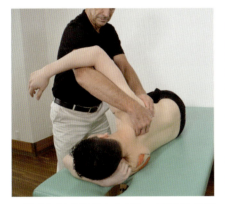 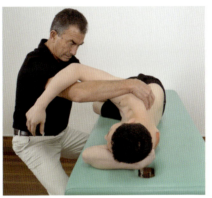 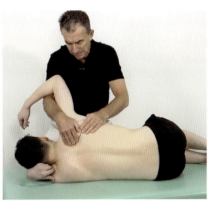

- 患者と肘を組むようにし，肩甲骨内側縁をつかむ．残りの手の人差し指を肩甲骨外側縁に当て，母指で広背筋腹側の端を触診する．
- 肩甲骨内側縁を持ち上げて，触診している母指の上にかぶせるようにし，肩甲骨の下へ可能なかぎり母指を押し入れ，スクワットする．
- 肩甲骨を動かして，母指で肩甲下筋をクロスファイバー・フリクションする．肩甲下筋は肩甲骨の腹側にあるので，筋腹の半分ほどしか触診できない．

② 腱付着部のリリース

触診

肩甲下筋の付着部である上腕骨小結節をランドマークとして触診していく．

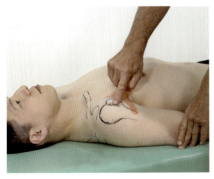 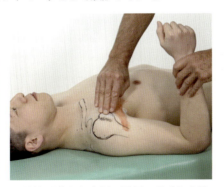 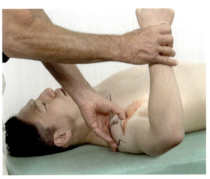

- 手を平らにして肩関節の前面に当てて内旋・外旋させると弦を爪弾くような感触があり，それが上腕二頭筋長頭腱である．そこで結節間溝を見つけることができる．
- 結節間溝から内側・尾側へ動くと上腕骨小結節を触診することができ，肩甲下筋の腱付着部が見つかる．
- セラピストの立ち位置を変えて，触診する．

■ 他動的リリース

▶ 肩甲下筋腱付着部への触診では大胸筋の腹側にアプローチする．
▶ 肩関節90°外転にすると，肩甲下筋の腱や腱付着部が触診しやすくなる．

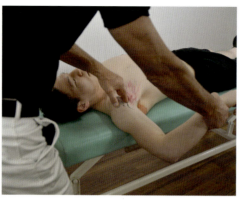

● 肩関節90°外転位で大胸筋の腹側にアプローチし，大胸筋を伸張させないようにしながら，指で上腕骨小結節のほうへ向けて押圧し腱付着部を触診する．

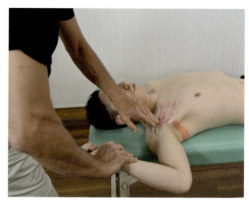

● ゆっくりと肩関節を外旋させると腱が伸張し腱付着部（上腕骨小結節）が触診している指にあたるようになる．肩関節を内旋・外旋させることで，腱付着部をクロスファイバー・フリクションする．

■ 自動的リリース

（動画なし）

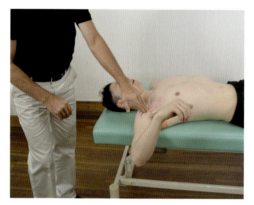

● 腱付着部を触診し，患者にはニュートラルの位置から外旋してもらう．

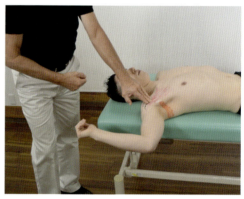

● 外旋させることで肩甲下筋は伸張される．上腕骨小結節の回旋の動きを利用して腱付着部を施術する．

③腱のリリース

「③肩甲下筋―腱のリリース」

▶ 頭側から大胸筋の下にアプローチしたのち，手技位置を変え，尾側からも大胸筋の下へアプローチし，できるだけ広く腱を施術する．
▶ 腱へのアプローチでは不快を伴うので，VAS6くらいの強さで行う．
▶ 腱付着部の時は上腕骨小結節に向けて押圧するが，腱への施術では，大胸筋の下へ入ってから腱を押さえて施術するようにする．

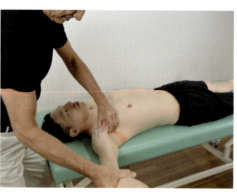

■ 大胸筋の位置確認
● 肩関節を水平外転させると大胸筋が伸張され，大胸筋の位置がわかりやすくなる．

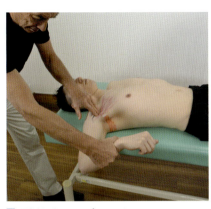
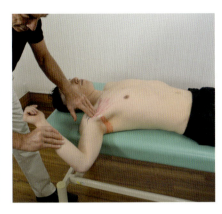
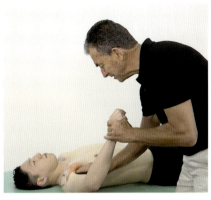

■ 頭側からのアプローチ
- 大胸筋が緩む位置に水平内転させ，大胸筋の下へ四指を押し入れ，肩甲下筋腱を触診する．肩甲下筋が緩む位置へ他動で内旋させ，そこから外旋させ，その動きを利用してクロスファイバー・フリクションする．
- 外旋させるたびに，腱が押し上げられ触診指が引っ張られるのがわかるが，その動きが感じられなければ，正しい場所を触診できていないことになる．

■ 尾側からのアプローチ
- 肩関節を 90°外転から少し水平内転させ，尾側から大胸筋の下に指を入れ，頭側へ持ち上げてから，肩甲下筋の残りの腱を触診し，肩関節の回旋の動きを利用して，クロスファイバー・フリクションする．

「④ 肩甲下筋―筋腱移行部のリリース」

④ 筋腱移行部のリリース

▶ 筋腱移行部の位置はわかりにくい．肩甲骨外側縁から出てきて広背筋・大円筋の下から大胸筋の下へ隠れてしまう前に捉える．

▶ 触診できるエリアはそれほど多くはないが，広背筋の腹側，大胸筋の背側にアプローチしていく．

▶ 治療的な圧である VAS 6 くらいで施術する．

▶ 腋窩には動脈，神経，リンパ節などがあるので腋窩の真ん中ではなくて筋肉を触診するよう注意する．

▶ 正しくアプローチできると，ゴルジ腱器官を通して腱の伸張の変化を感じ，症状にも変化が生じる．

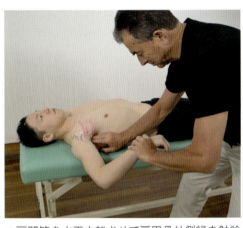
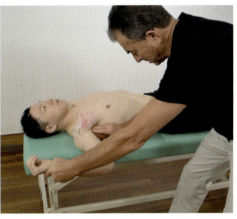

- 肩関節を水平内転させて肩甲骨外側縁を触診，広背筋の位置を確認する．広背筋・大円筋の腹側の上から押さえ，大胸筋の背側に入る．
- 肩関節を内旋・外旋させた時に，肩甲下筋が伸びたり縮んだりするのを感じることができれば，筋腱移行部のあたりを施術できているとわかる．

2.4 大胸筋

▶起始：鎖骨内側前面1/2，胸骨と第1から第6までの肋軟骨，腹直筋鞘の上端
▶停止：上腕骨大結節稜
▶作用：肩関節内転と内旋・屈曲
▶神経：内側胸筋神経，外側胸筋神経
◉ポイント：大胸筋鎖骨部は肩関節を屈曲させ，胸肋部は屈曲位から伸展させる．

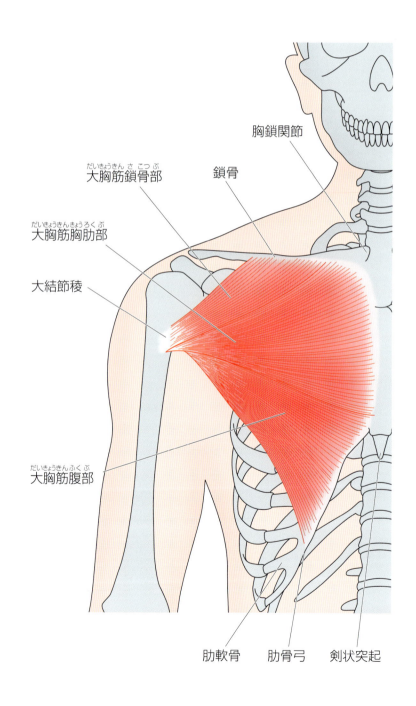

2.4.1
大胸筋：評価

- 肩や背中に痛みがある場合，上部交差症候群などのように，胸部の大胸筋の短縮により，菱形筋や僧帽筋などの背部の筋へ負担がかかっていることが原因であることも多い．その場合は背部筋へのアプローチは一時的な症状の緩和にはなっても根本的な解決にはならず，大胸筋への対応が重要である．
- 大胸筋を鎖骨部，胸肋部，腹部に分けて評価する．
- 以下に示すテストでは，いずれも肩甲骨は施術台の上で安定した状態で，上腕骨頭は施術台から外れる位置で評価する．

▶ 自動運動テスト

「鎖骨部」
▶ 自動テストでは主に普段感じる症状が再現されないかどうか確認する．

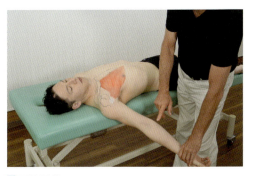

■ 開始肢位
- ニュートラルの位置から肩関節60°外転の角度で水平内転してもらう．

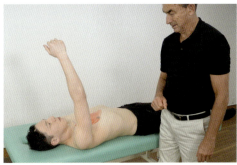

■ 最終肢位
- 水平内転させるときに肩関節60°外転の角度がずれないように注意する．

「胸肋部」

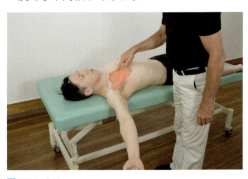

■ 開始肢位
- ニュートラルの位置から肩関節100°外転の角度で水平内転してもらう．

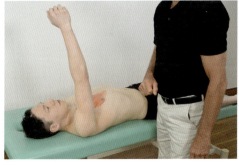

■ 最終肢位
- 水平内転させるときに肩関節100°外転の角度がずれないように注意する．

「腹部」

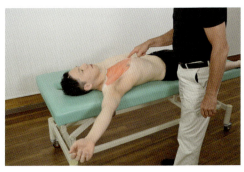

■ 開始肢位
- ニュートラルの位置から肩関節120°外転の角度で水平内転してもらう．

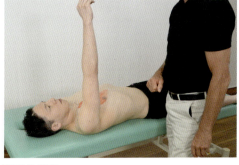

■ 最終肢位
- 水平内転させるときに肩関節120°外転の角度がずれないように注意する．

他動運動テスト

▶ 他動で水平外転させて，鎖骨部，胸肋部，腹部に分けて筋肉の長さを評価する．

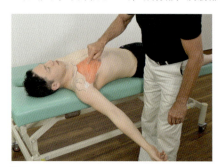

■ 鎖骨部の評価
● 肩関節 60°外転位で水平外転させて評価する．60°水平外転できれば正常と考える．

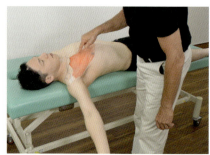

■ 胸肋部の評価
● 肩関節 100°外転位で水平外転させて評価する．50°水平外転できれば正常と考える．

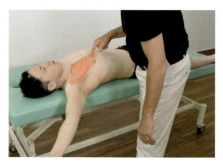

■ 腹部の評価
● 肩関節 120°外転位で水平外転させて評価する．30°～40°水平外転できれば正常と考える．

等尺性抵抗運動テスト

「鎖骨部」

▶ 肩関節 60°外転・90°水平内転位からテストし，徐々に負担を増していく．痛みが感じられる場合は，次の段階のテストをする必要はない．
▶ 体幹，上肢帯，上腕二頭筋による代償動作が出ないかどうかを観察することも大切である．

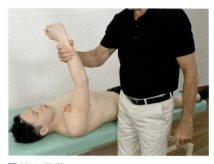

■ 第 1 段階
● 肩関節 60°外転・90°水平内転位から，患者はセラピストの加える抵抗に反して水平内転する．

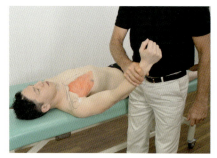

■ 第 2 段階
● 肩関節 60°外転・45°水平内転位から患者はセラピストの加える抵抗に反して水平内転する．

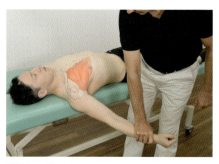

■ 第 3 段階
● 肩関節 60°外転・0°水平内転位から患者はセラピストの加える抵抗に反して水平内転する．

「胸肋部」

▶ 中部線維の評価では，肩関節 100°外転・90°水平内転位からテストし，痛みが感じられる場合はそれ以上負担をかけてテストする必要はない．

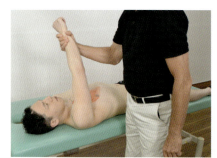

■ 第 1 段階
● 肩関節 100°外転・90°水平内転位から患者は抵抗に反して水平内転する．

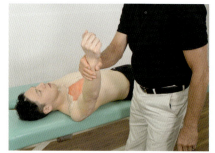

■ 第 2 段階
● 肩関節 100°外転・45°水平内転位から患者は抵抗に反して水平内転する．

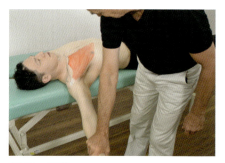

■ 第 3 段階
● 肩関節 100°外転・90°水平内転位から患者は抵抗に反して水平内転する．

「腹部」

▶ 下部線維の評価では，肩関節120°外転・90°水平内転位からテストし，痛みが感じられる場合はそれ以上負担をかけてテストする必要はない．

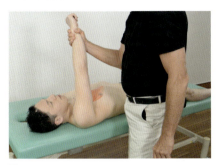

■ 第1段階
- 肩関節120°外転・90°水平内転位から患者は抵抗に反して水平内転する．

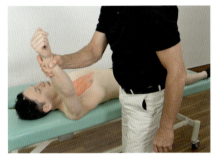

■ 第2段階
- 肩関節120°外転・45°水平内転位から患者は抵抗に反して水平内転する．

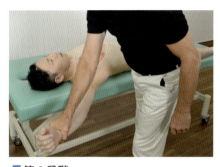

■ 第3段階
- 肩関節120°外転・0°水平外転位から患者は抵抗に反して水平内転する．

2.4.2
大胸筋：施術

背中の痛みの原因が大胸筋の短縮と考えられる場合は，上部（鎖骨部），中部（胸肋部），下部（腹部）に分けて評価・施術し，菱形筋や僧帽筋の中部・下部線維などへの負担を減らすようにする．

①筋膜リリース

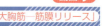
「① 大胸筋—筋膜リリース」

他動的リリース

「腹部」

▶ 大胸筋が最もリラックスできる位置から筋膜リリースを開始する．

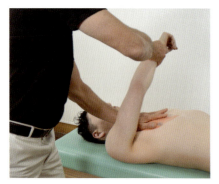 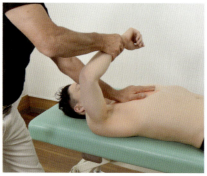 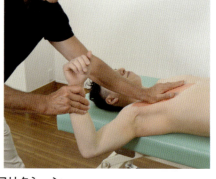

■ 開始肢位
- 他動的に肩関節120°外転位から水平内転させ，大胸筋腹部が最も短縮する位置（最も筋がリラックスする位置）に動かす．もう一方の手のひらで，大胸筋の筋膜を捉えて伸張させたまま，筋膜の動きに制限を感じるところまで患者の腕を水平外転させる．

■ オシュレーションとクロスファイバー・フリクション
- 上腕を振り子のように揺らし（オシュレーション），熱を起こす．筋膜を捉えている手を筋線維方向に対して直行に，またオシュレーションの動きの向きと逆になるように動かして大胸筋下部線維を伸張させる（クロスファイバー・フリクション）．

- 筋膜の可動域に変化を感じたら，患者の腕をさらに筋膜の動きの制限を感じるところまで水平外転させ，同様に行う．

「胸肋部」「鎖骨部」

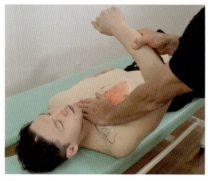 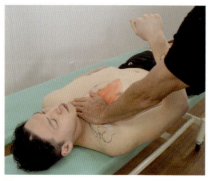 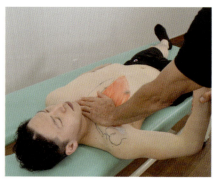

■ 開始肢位
- 肩関節100°外転位（胸肋部の場合）または60°外転位（鎖骨部の場合）で水平内転させ，中・上部線維が最もリラックスする位置に他動で動かす．

■ オシュレーションとクロスファイバー・フリクション
- 上腕を振り子のように揺らし，熱を起こす．オシュレーションしながら筋膜を捉えている手を筋線維方向に対して直行に動かして，クロスファイバー・フリクションする．

- 筋膜の可動域に変化を感じたら，患者の腕をさらに筋膜の動きの制限を感じるところまで水平外転させ，同様に行う．

■ 自動的リリース

「腹部」

▶ 上部線維，中部線維も同じ要領で行う．

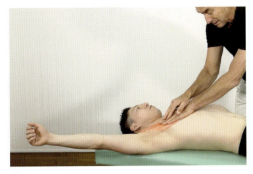

■ 開始肢位
- 患者は肩関節 120°外転位を取り，セラピストは筋膜を幅広く押さえる．

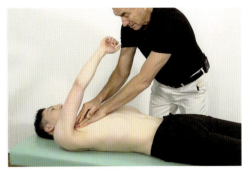

■ 終了肢位
- 患者は肩関節 120°外転位を保って水平内転させ，セラピストは大胸筋の収縮方向と反対方向に筋膜を伸張させる．

▶ ② 筋腹リリース

「② 大胸筋—筋腹リリース」

■ 他動的リリース

腹部

▶ 筋腹リリースでは，筋膜リリースのように浅層を捉えるのではなく，指を深部に押し込むようにして筋肉をしっかりと押さえて行う．
▶ 肩関節が水平外転していると大胸筋が伸張して深部まで筋線維を捉えることができないので，他動で水平内転させて大胸筋を緩め，それぞれの部位の起始から停止まで筋腹をクロスファイバー・フリクションする．
▶ 可動域全体を通してクロスファイバー・フリクションし，適当な可動範囲まで広がるようにする．

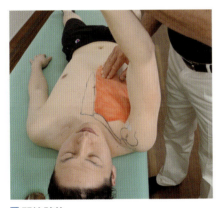

■ 開始肢位
- 肩関節 120°外転位から，大胸筋腹部が緩むように他動で水平内転させる．

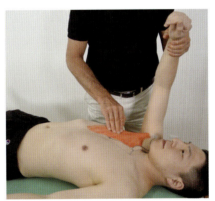

■ クロスファイバー・フリクション
- 大胸筋腹部の起始から停止まで，筋線維方向に対して直行にクロスファイバー・フリクションする．

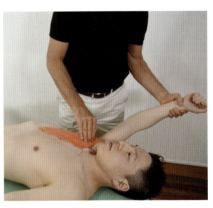

- 筋の可動域の変化を確認しつつ，少しづつ患者の腕を水平外転させて筋肉を伸張させながらクロスファイバー・フリクションを続けていくが，少しでも抵抗を感じたら，少しだけ腕の位置を戻すように水平内転させれば，筋肉をしっかりと押さえることができる．

2 肩関節の機能的評価と施術

「胸肋部」「鎖骨部」

▶鎖骨部は短いので，少しずつ腕を下ろしていく．

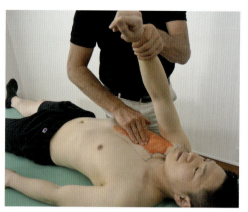
A：開始肢位（胸肋部の場合）

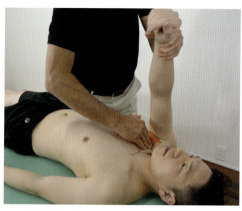
B：開始肢位（鎖骨部の場合）

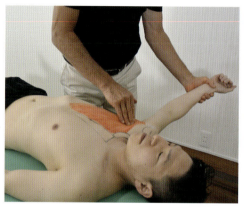
C：クロスファイバー・フリクション（胸肋部）

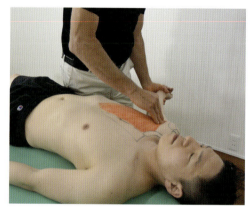
D：クロスファイバー・フリクション（鎖骨部）

- A，B：肩関節100°外転（胸肋部の場合）もしくは肩関節60°外転（鎖骨部の場合）位から筋肉が緩むように他動で水平内転させる．
- C，D：肩関節水平外転にて筋肉の可動域まで伸張させながら，筋線維に対してクロスファイバー・フリクションする．また施術しながら癒着がないかどうか探し，次の評価につなげていく．

自動的リリース

▶中部線維への対応は，肩関節100°外転で行う．
▶上部線維への対応は，肩関節60°外転で行う．

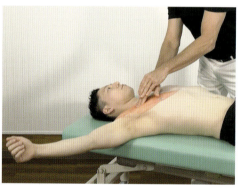
■開始肢位
- 患者は肩関節120°外転・0°水平内転位を取り，セラピストは大胸筋筋線維に対して直行にクロスファイバー・フリクションする．

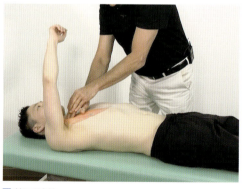
■終了肢位
- 患者は肩関節120°外転位を保って水平内転し，セラピストは続けて大胸筋筋線維に対して直行にクロスファイバー・フリクションする．

③ トリガーポイントのリリース

▶ トリガーポイントリリースにかかる時間は10秒の時もあれば3分ほどかかることもある.

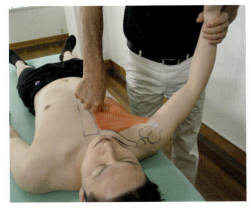

● 筋肉を触診していき，ジャンプサインが見られたスポット（トリガーポイント）を母指で押圧して，硬さが消えて感じられなくなるまで指圧する.

④ 腱付着部のリリース

▶ 大胸筋の停止は結節間溝の尾側，外側にある．この腱付着部では癒着がよく見られる.

▶ 組織が肥厚しやすい場所であり，この部分を損傷した患者の場合は，施術を受けることで，症状がかなり緩和することが多い.

▶ 腱付着部は筋腹リリースと同時に行うとよい.

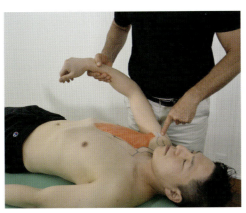

● 肩関節を水平内転させて筋肉が緩む位置に他動で持っていき，筋停止部をクロスファイバー・フリクションする.

2.5 小胸筋

- ▶起始：第3～第5肋骨
- ▶停止：肩甲骨烏口突起
- ▶作用：肋骨を挙上，肩甲骨前傾，肩甲骨下方回旋
- ▶神経：内側胸筋神経（C8-T1）

◉ポイント
- 小胸筋は猫背と大きな関係のある筋肉である．小胸筋が短縮すると肩甲骨が前傾し，胸椎の後弯が強くなる．
- 肩関節の屈曲，水平内転と内旋するような動きをするスポーツや，職業と関係がある．
- 小胸筋は大胸筋の下を走行するため，触診することは難しい．

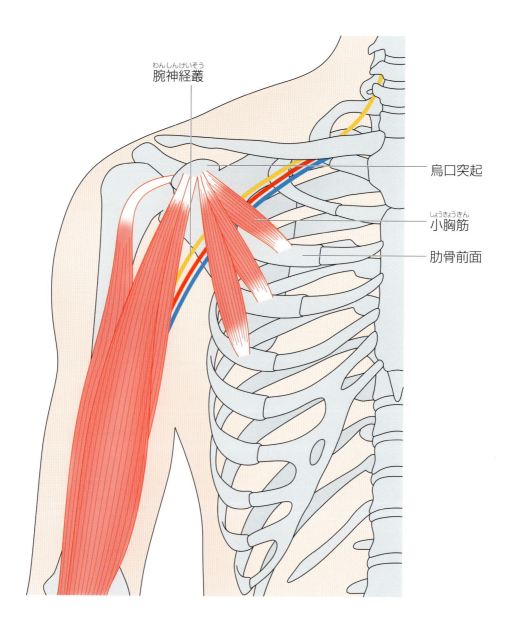

2.5.1

小胸筋：評価

● 小胸筋は大胸筋の下を走行するため，触診するのは難しい．どのように小胸筋にアプローチするかの方法を示す．

「2.5.1 小胸筋―評価」

■ 短縮の有無の評価

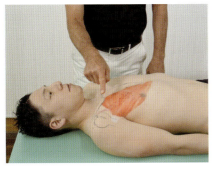

■ 小胸筋の位置確認（動画なし）
● 小胸筋は肩甲骨の烏口突起に停止があり，短縮すると反対側の上前腸骨棘のほうへ引っ張られ，肩甲骨が前傾してしまう．

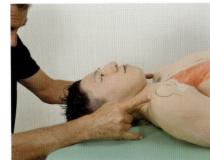

■ 小胸筋の左右の長さの確認
● 施術台から肩峰までの距離を測り，左右を比較する．小胸筋が短縮していれば，肩が前方へ引っ張られるため，施術台からの距離がより長くなる．

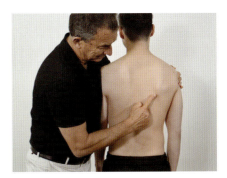

■ 下角を評価（動画なし）
● 小胸筋が短縮していると，肩甲骨下角が背側に浮き上がる（肩甲骨前傾）．

■ 可動域評価

▶ 触診している手で肩甲骨の動きを感じ取り，評価する．肩甲骨がどこまで後傾できるかみる．

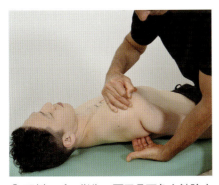

① 頭側の手の指先で肩甲骨下角を触診する．

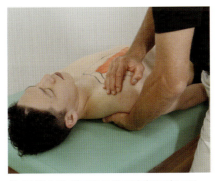

② 尾側の手を肩甲骨烏口突起に当てる．

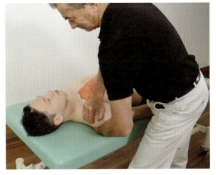

③ 烏口突起を背側へ，肩甲骨下角は腹側へ動かし，肩甲骨を後傾させてみることで，小胸筋の可動域を評価する．

■ 等尺性抵抗運動テスト

（動画は「② 小胸筋―PNF ストレッチ」を参照）

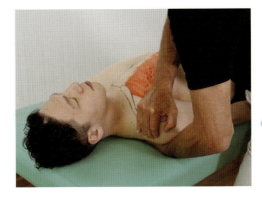

● セラピストは患者の肩甲骨を後傾させる方向へ，患者は肩を反対側の上前腸骨棘の方向へと動かすようにし，可動域や痛みの有無や左右差などを評価する．

2.5.2
小胸筋：施術

大胸筋を通して間接的に小胸筋に対応しようとすると，不必要な痛みを起こし患者を不安にしてしまうので，大胸筋の下へアプローチして小胸筋を施術する方法を紹介する．

①筋腹リリース

「①小胸筋─筋腹リリース」

▶施術の際，小胸筋を他動で緩ませることで，患者がそれほど痛みを感じることなく行うことができる

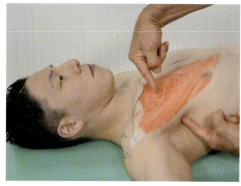
①肩甲骨烏口突起と第3〜第5肋骨までを確認する．

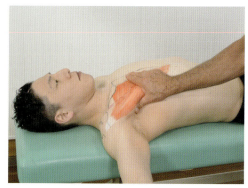
②腋窩の真ん中を押さないように，尾側の手の母指で大胸筋を持ち上げるようにしながら，烏口突起のほうへ向けて母指を当てる．

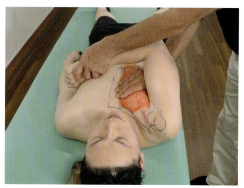
③肩関節を水平内転させ，大胸筋を緩ませて，小胸筋を触診しやすくする．

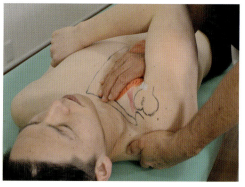
④頭側の手で肩を反対側の上前腸骨棘の方向へ持ち上げて，小胸筋を緩ませ，小胸筋を触診している尾側の手でクロスファイバー・フリクションする．

②PNFストレッチ

「②小胸筋─PNFストレッチ」

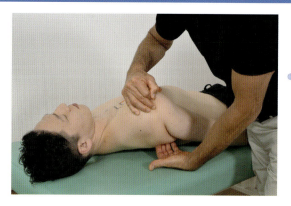

● 患者の腕を90°外転位とする．一方の手の指を肩甲骨下角に当て腹側に押すと同時に，もう一方の手を烏口突起にあて，後方へ押す．患者にはセラピストの加える抵抗に対し20％の力で，施術側とは反対側の上前腸骨棘に向けて肩に力を入れてもらう．30秒間行う．

2.6 三角筋

前方の頭（鎖骨部）
- ▶起始：鎖骨の外側 1/3
- ▶停止：三角筋粗面
- ▶作用：肩関節屈曲と内旋
- ▶神経：腋窩神経（C5, C6）

中頭（肩峰部）
- ▶起始：肩甲骨の肩峰
- ▶停止：三角筋粗面
- ▶作用：肩関節外転
- ▶神経：腋窩神経（C5, C6）

後頭（棘部）
- ▶起始：肩甲骨の肩甲棘
- ▶停止：三角筋粗面
- ▶作用：肩関節伸展と外旋
- ▶神経：腋窩神経（C5, C6）

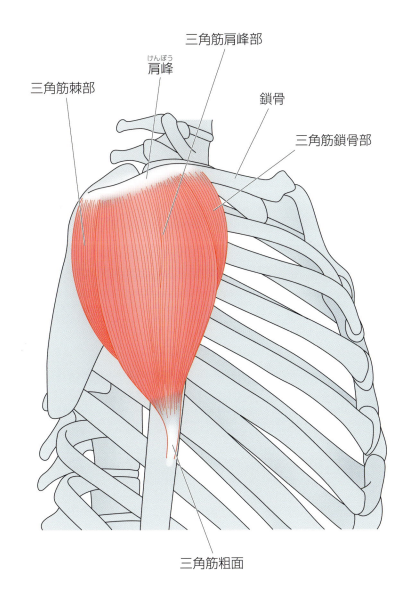

2.6.1 三角筋：評価

「2.6.1 三角筋―評価」

- 肩の痛みを訴えている患者では，原因が棘上筋なのかそれとも三角筋の問題かを見分けることが難しいことがある．
- ここでは，三角筋の前部線維，中部線維，後部線維をどのように区別してテストするかを紹介する（棘上筋の評価については，「2・1 棘上筋」を参照）．

可動域・抵抗運動テスト

三角筋全体

▶ 肩関節外転では，0°～10°までは棘上筋が，外転10°以降は三角筋が働く．

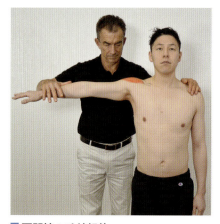

■ 肩関節90°外転位　　■ 肩関節45°外転位　　■ 肩関節10°外転位

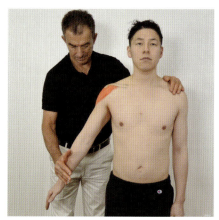

- 肩関節90°外転・前腕回内で，手のひらを下に向け，セラピストの抵抗に反して患者に肢位を保持してもらう．症状がみられなければ肩関節45°外転位，10°外転位の順に同様に行うが，痛みが感じられたら次の段階へいく必要はない．

三角筋部位別

▶ 三角筋のどの部位に痛みがあるかをみる．

可動域テスト＋等尺性（求心性）テスト

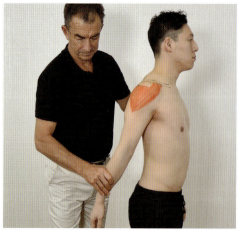
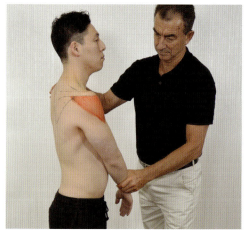

■ 前部線維
① 肩関節45°外転位で伸展させ，前部線維の可動域を見る．
② 肩関節45°外転位で伸展から患者はセラピストの抵抗に反して内転，屈曲の方向へ押す．

■ 後部線維
① 肩関節内転位で屈曲させ，三角筋後部線維の可動域を見る．
② 肩関節45°外転で屈曲から患者はセラピストの抵抗に反して外転，伸展の方向へ押す．

「遠心性テスト」

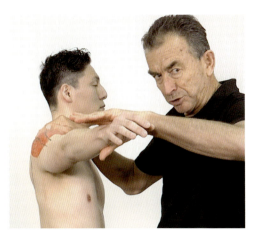 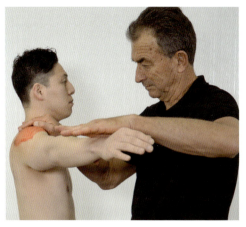

■ 前部線維
- 肩関節90°外転位から少し水平内転させて，セラピストは後方の斜め下（左写真にてセラピストが指し示している方向）へ押し，患者はそれに抵抗する．前部線維に痛みがでるか確認する．

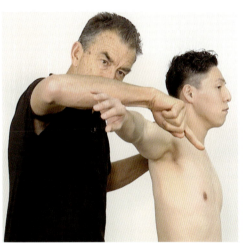 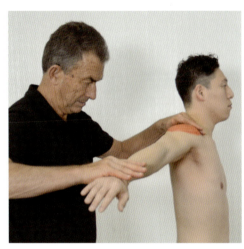

■ 後部線維
- 肩関節90°外転位から少し水平外転させて，セラピストは前方の斜め下（左写真にてセラピストが指し示している方向）へ押し，患者はそれに抵抗する．後部線維に痛みがでないか確認する．

2.6.2 三角筋：施術

肩の痛みの原因を評価していく中で，棘上筋は陰性，三角筋が陽性と出た場合は，さらに三角筋の前部線維，中部線維，後部線維を区別してテストし，陽性と出た部分を施術する．

① 筋膜リリース

「① 三角筋―筋膜リリース」

ウォームアップ

- 筋膜のウォームアップは三角筋全体に行う．
- 筋組織まで押してしまわないように，浅層をすくい取るように手のひらで捉える．
- 両手で三角筋全体をカバーできるので，側臥位が適している．

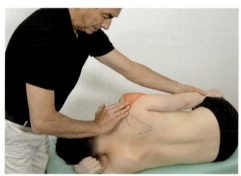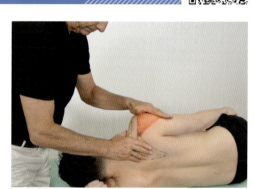

- 患者に側臥位になってもらい，三角筋の浅層をすくい取るように捉えてさすり，筋膜のウオームアップを行う．

他動的リリース①

（動画なし）

「三角筋後部線維」

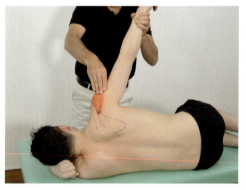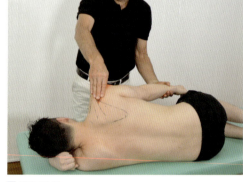

■ 開始肢位　　　　　　　　　　　■ 終了肢位

- セラピストは一方の手のひらで患者の腕の皮膚にシワが寄るくらいの角度で筋膜を捉え，他方の手で他動で外転・軽度伸展位から内転・軽度屈曲させて，筋膜と筋肉を動かす方向が反対となるように留意しながら，三角筋後部の筋膜を，筋停止部から筋起始部に向けて伸張する．

「三角筋中部線維」

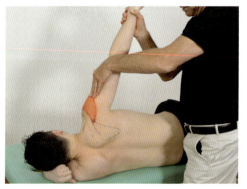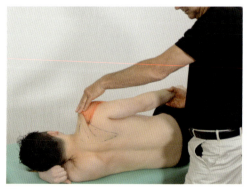

■ 開始肢位　　　　　　　　　　　■ 終了肢位

- セラピストは一方の手のひらで患者の腕の皮膚にシワが寄るくらいの角度で筋膜を捉え，他方の手で他動で外転位から内転させて，筋膜と筋肉を動かす方向が反対となるように留意しながら，三角筋中部の筋膜を，筋停止部から筋起始部に向けて伸張する．

「三角筋前部線維」

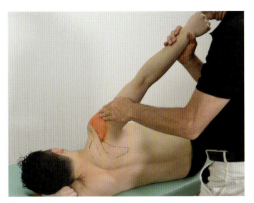

■開始肢位　　　　　　　　　　　　　　■終了肢位

- セラピストは一方の手のひらで患者の腕の皮膚にシワが寄るくらいの角度で筋膜を捉え，他方の手で他動で外転・軽度屈曲位から内転・軽度伸展させて，筋膜と筋肉を動かす方向が反対となるように留意しながら，三角筋前部の筋膜を，筋停止部から筋起始部に向けて伸張する．

他動的リリース②

「三角筋後部線維」

- セラピストは一方の手のひらで患者の三角筋後部の筋膜を皮膚にシワが寄るくらいの角度で捉え，もう一方の手で他動で腕を内転・軽度伸展位から外転・軽度屈曲させ，筋起始部から筋停止部に向けて筋膜を伸張する．

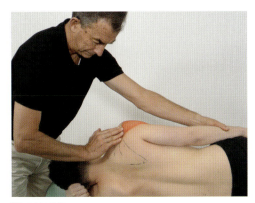 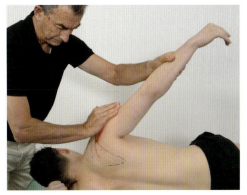

■開始肢位　　　　　　　　　　　　　　■終了肢位

「三角筋中部線維」

- セラピストは一方の手のひらで患者の三角筋後部の筋膜を皮膚にシワが寄るくらいの角度で捉え，もう一方の手で他動で腕を内転位から外転させ，筋起始部から筋停止部に向けて筋膜を伸張する．

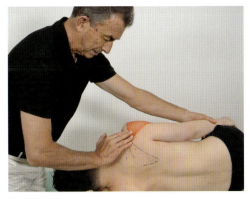 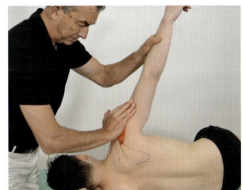

■開始肢位　　　　　　　　　　　　　　■終了肢位

「三角筋前部線維」

- セラピストは一方の手のひらで患者の三角筋前部の筋膜を皮膚にシワが寄るくらいの角度で捉え，もう一方の手で他動で腕を内転・軽度伸展位から外転・軽度屈曲させ，筋起始部から筋停止部に向けて筋膜を伸張する．

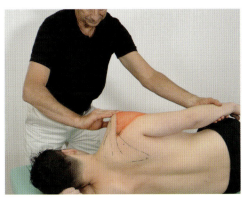 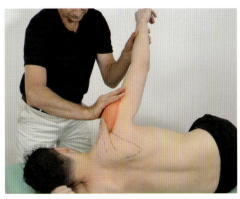

■開始肢位　　　　　　　　　　　　　　■終了肢位

■ 自動的リリース

「三角筋筋膜全体」

▶ 自動的筋膜リリースでは、セラピストが筋膜を動かす方向と患者が筋肉を収縮させて短縮する方向が反対となり、筋筋膜間にある癒着を離開していく。他動的リリースよりも強く感じる。

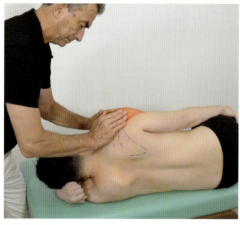
■ 開始肢位

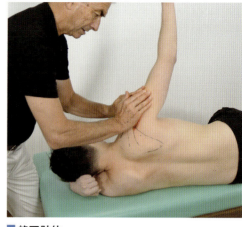
■ 終了肢位

● 患者は肩関節内転位から外転して三角筋を収縮させ、セラピストは筋肉が短縮してくる方向と反対方向に三角筋の筋膜全体を起始から停止へと伸張する。

「三角筋中部線維」

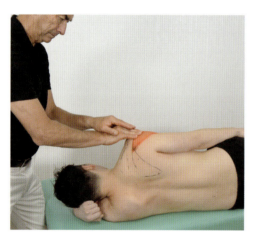
■ 開始肢位

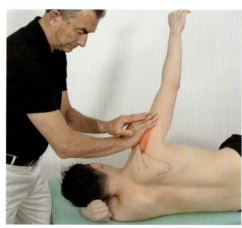
■ 終了肢位

● 患者は肩関節内転位から外転して三角筋中部線維を収縮させ、セラピストは筋肉が短縮してくる方向と反対方向に三角筋中部の筋膜を起始から停止へと伸張する。

「三角筋後部線維」

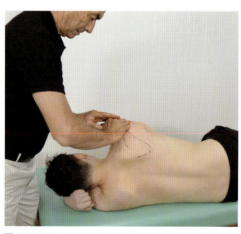
■ 開始肢位

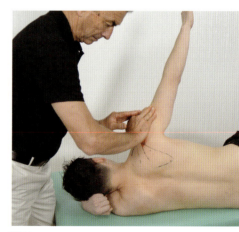
■ 終了肢位

● 患者は肩関節内転・軽度屈曲位から外転・軽度伸展して三角筋後部線維を収縮させ、セラピストは筋肉が短縮してくる方向と反対方向に三角筋後部の筋膜を起始から停止へと伸張する。

「三角筋前部線維」

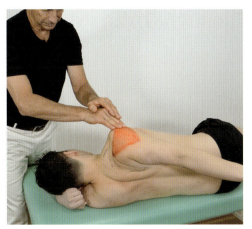
■ 開始肢位

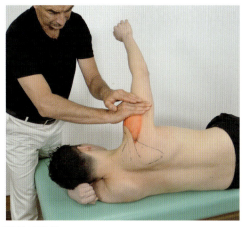
■ 終了肢位

● 患者は内転・軽度伸展位から外転・軽度屈曲して三角筋前部線維を収縮させ，セラピストは筋肉が短縮してくる方向と反対方向に三角筋前部の筋膜を起始から停止へと伸張する．

② 筋腹リリース

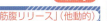

「② 三角筋—筋腹リリース」（他動的）

■ 他動的リリース

▶ 肩関節を外転・内転させながら筋線維に対して直行にクロスファイバー・フリクションを行い，癒着を離開する．
▶ 筋線維の作用の方向によって，患者の腕の位置や動きが変わってくる．

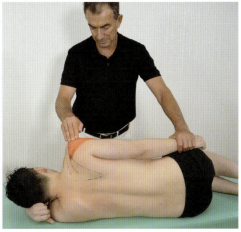
■ 中部線維への施術

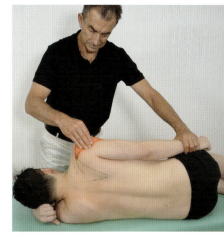
■ 後部線維への施術

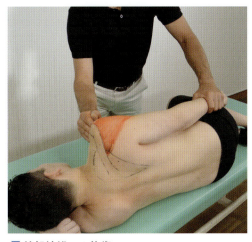
■ 前部線維への施術

2 肩関節の機能的評価と施術

■ **自動的リリース**

（動画なし）

「三角筋後部線維」

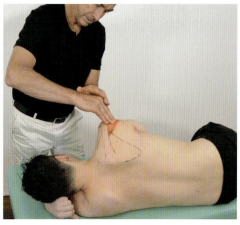
● 肩関節内転・軽度屈曲位から開始する．

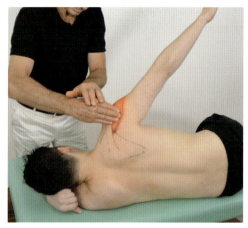
● 患者に外転・軽度伸展してもらい，三角筋後部線維を収縮させながら，三角筋の後部線維をクロスファイバー・フリクションする．

「三角筋中部線維」

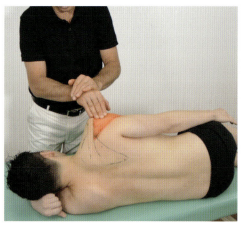
● 上腕下垂位から開始する．

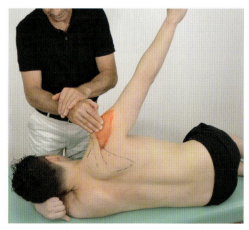
● 患者に外転してもらい，三角筋中部線維を収縮させながら，三角筋中部線維をクロスファイバー・フリクションする．

「三角筋前部線維」

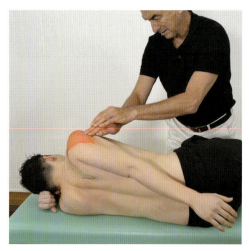
● 内転・軽度伸展位から開始する．

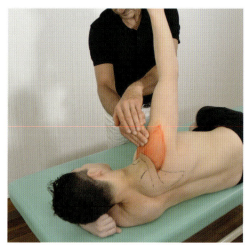
● 患者に外転・軽度屈曲してもらい，三角筋前部線維を収縮させながら，三角筋の前部線維をクロスファイバー・フリクションする．

③ トリガーポイントのリリース

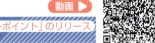
「③ 三角筋―トリガーポイント」のリリース

▶三角筋に見られるトリガーポイントは，腕に不可解な関連痛を起こすことがある．

▶トラベルとサイモンは，トリガーポイントのリリースの最後に筋線維をストレッチさせるとよいと述べている[1]．

● 文献
1) Simons DG, Janet G: Myofascial Pain and Dysfunction: The Trigger Point Manual. Lippincott Williams & Wilkins, 1992.

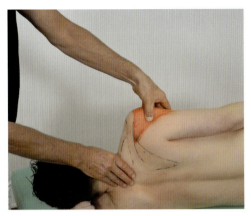

●指圧で触診し，ジャンプサインが起きたらそのスポットで指圧を保持する．リリースの最後に前部線維にトリガーポイントがある場合は後方へ，後部線維にトリガーポイントがある場合は前方へトリガーポイントを押さえながら腕をストレッチさせる．

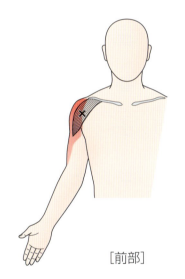
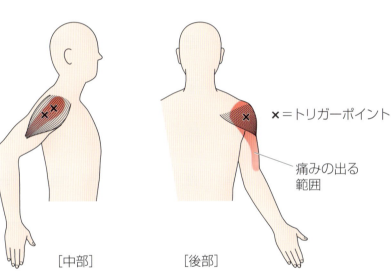

[前部]　　　　[中部]　　　　[後部]

×＝トリガーポイント

痛みの出る範囲

■三角筋のトリガーポイント

2.7 広背筋

- ▶起始：T7〜T12，L1〜L5および仙骨の棘突起（胸腰筋膜を介して），肩甲骨下角，腸骨稜の後部，第9〜第12肋骨
- ▶停止：上腕骨結節間溝下から小結節稜
- ▶作用：肩関節内旋・内転・伸展
- ▶神経：胸背神経（C6〜C8）

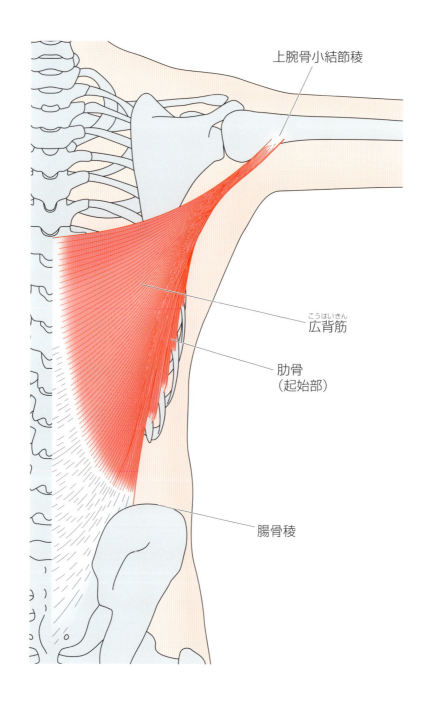

2.7.1 広背筋：評価

- 広背筋は懸垂をするときに働く筋である．
- 器械体操，重量挙げ，水泳，カヌーなどの選手の広背筋は非常に発達している．これらの選手が力を発揮するためには，広背筋の可動域をしっかりと確保する必要がある．
- 一方，広背筋は後機能線（Functional Back Line）の一部で胸腰筋膜を通して対側の大殿筋と筋膜連結しており，大殿筋に機能不全がある場合は，広背筋が代償して後機能線の不足を補うことによる短縮が起こる．したがって大殿筋とその対側の広背筋のバランスに注意し，広背筋が短縮しているからといってすぐにリリースせずに，大殿筋の弱化にも対応する必要がある．

■ 自動運動テスト

▶ 腕を上げた時，腰椎の前弯が大きくなるということは広背筋が短縮しているというサインである．

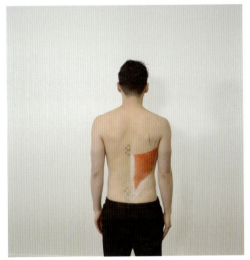
■ 開始肢位

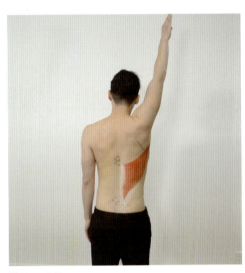
■ 終了肢位

- 自動で外転してもらい，広背筋の短縮（腰椎の前弯や可動域制限）や痛みがないか確認する．

■ 他動的可動域テスト

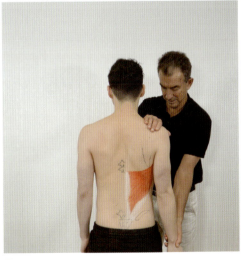
■ 開始肢位

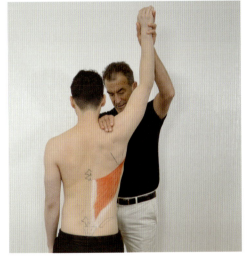
■ 終了肢位

- セラピストは一方の手で患者の肩を保持して固定し，他方の手で患者の腕を外転させ，可動域を評価する．

抵抗運動テスト

等尺性（求心性）収縮テスト

▶ テスト開始は90°外転位以下から始め，120°外転くらい，最終可動域（写真）の順に，セラピストの抵抗に反して内転方向に腕を動かしてもらう．上体がブレる，足で踏ん張ろうとするなどの代償動作が出ないか注意する．

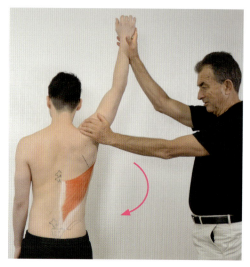

● セラピストは肩関節外転位にて患者の肩を保持し，患者はセラピストの保持しようとする抵抗に反して内転する．

遠心性収縮テスト

▶ 等尺性（求心性）収縮テストでは体幹の屈曲やねじれなどの代償動作が出てしまうことがあり，症状がはっきりと再現できなかったり，筋力が弱いと判別できなかったりするが，遠心性収縮テストでは，問題をピンポイントで評価できることが多い．

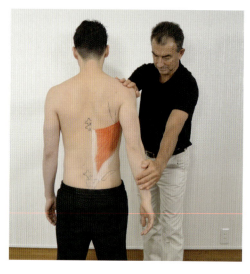

● 患者は，肩関節内転，伸展，内旋のそれぞれの位置にて，セラピストが引っ張る力に抵抗してそれらの位置を保持する．

2.7.2
広背筋：施術

- 広背筋に対応するには，患者は左右の筋のリリースされる側を上にして側臥位になる．
- 広背筋は上部（胸椎棘突起部・肩甲骨下角あたり），中部（腰椎棘突起部・下位3～4肋骨あたり），下部（腸骨稜部仙骨部・胸腰筋膜エリア）に分けて施術を行う．
- 胸腰筋膜までしっかりリリースする．

①筋膜リリース

他動的リリース

「①-1 広背筋―筋膜リリース（他動的）」

「広背筋上部」

- できるかぎり広背筋の上部の筋膜を捉える．
- 触診手の指は胸腰筋膜から仙骨の方向に向ける．

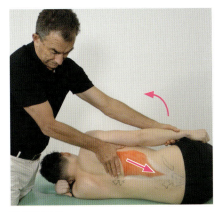
■ 開始肢位
- 腕を上げてもらい，脇のすぐ下に母指を当て，手のひらで幅広く広背筋上部の筋膜を押さえる．肩関節を内転させ，筋肉を緩めたら，筋膜を伸張する．

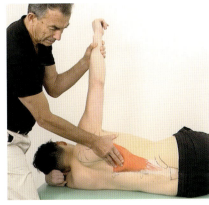
■ オシュレーション
- 筋膜の伸張を保持したまま肩関節外転させていき，筋膜の緊張を感じたところでオシュレーションする．

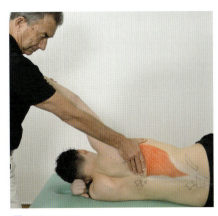
■ 最終可動域
- 筋膜の緊張が緩んだと感じたら，次の可動域まで患者の肩関節をさらに外転させ，同様にリリースする．

「広背筋中部」

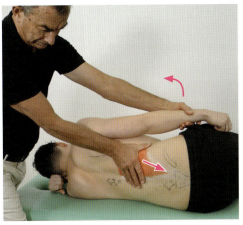
■ 開始肢位

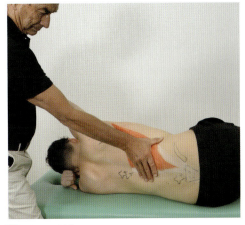
■ 最終可動域

- 広背筋中部を手のひらで幅広く押さえて，広背筋上部へのアプローチと同様に，肩関節を外転しながら筋膜の緊張を感じたところでオシュレーションを行う．

2 肩関節の機能的評価と施術

「広背筋下部」

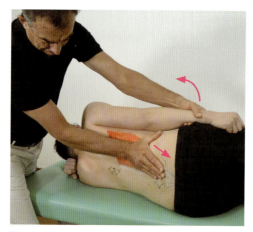

■開始肢位　■終了肢位
- 仙骨に向けて広背筋の下部を手のひらで幅広く押さえて，広背筋上部へのアプローチと同様に，肩関節を外転しながら筋膜の緊張を感じたところでオシュレーションを行う．

■ 自動的リリース①

「広背筋上部」

▶肩関節外転の動きを利用して行うリリースである．
（動画なし）

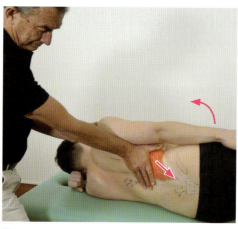 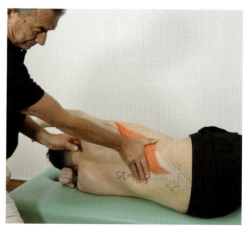

■開始肢位
- 広背筋上部を手のひらで幅広く押さえ，肩関節内転位にして，筋肉が緩むようにする．

■終了肢位
- 患者に肩関節外転してもらいながら，筋膜をしっかりと捉えて伸張する．

「広背筋中部」

（動画なし）

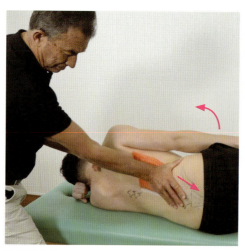 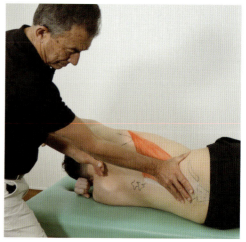

■開始肢位
- 広背筋中部を手のひらで幅広く押さえ，肩関節内転位にして，筋肉が緩むようにする．

■終了肢位
- 患者に肩関節外転してもらいながら，筋膜をしっかりと捉えて伸張する．

「広背筋下部」
（動画なし）

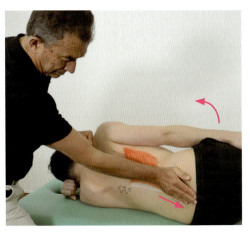 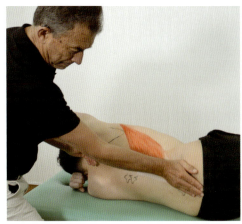

■ 開始肢位
- 広背筋下部を手のひらで幅広く押さえ，肩関節内転位にして，筋肉が緩むようにする．

■ 終了肢位
- 患者に肩関節外転してもらいながら，筋膜をしっかりと捉えて伸張する．

自動的リリース②

「広背筋下部」
▶ 寛骨の動きを利用して行うリリース法であり，肩関節の動きを利用したリリースに比べ，広背筋下部をより動かすことができる．
（動画なし）

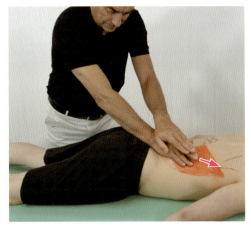 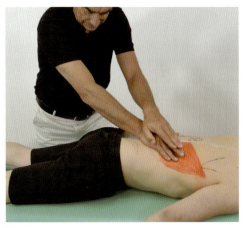

■ 開始肢位
- セラピストは広背筋下部の筋膜を押さえ，患者は寛骨を前傾させる．

■ 終了肢位
- 患者は寛骨を後傾させ，セラピストは筋膜をしっかり押さえながら伸張させる方向へ動かす．

広背筋全体①（腹臥位）

▶ 肩関節外転と寛骨の動きの両方を利用して行う方法で広背筋，胸腰筋膜のリリース法の一つである．

動画 ▲
「①-2 広背筋―筋膜リリース（腹臥位）」

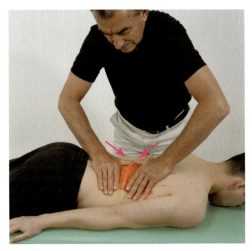 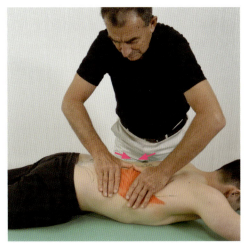

■ 開始肢位
- セラピストは広背筋の起始と停止の両側から筋膜を両手で押さえ，患者は寛骨前傾，腰椎前弯，肩関節内転をとる．

■ 終了肢位
- セラピストは，起始側を押さえている手は停止の方向へ，停止側を押さえている手は起始の方向へ動かし，患者は寛骨を後傾，肩関節を外転させる．

広背筋全体②（四つ這い）

▶後機能線や広背筋を伸張させながら筋膜をリリースする．

動画▲
「①-3 広背筋―筋膜リリース（四つ這い）」

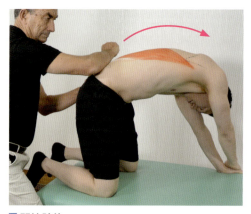

■ 開始肢位
- 患者は施術台に膝をついて四つ這いになり，施術台の片側の端に両手をかける．セラピストは腸骨稜に前腕の柔らかい部位を当てる．

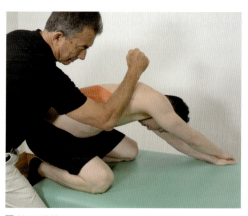

■ 終了肢位
- セラピストは前腕で筋膜を捉え，ゆっくりと前腕を回旋させながら筋停止部のほうへ向かって滑らせる．患者は踵に殿部を乗せるようにゆっくりと腰を下ろす．

②筋腹リリース

「② 広背筋―筋腹リリース」

広背筋全体

▶腹臥位（写真参照）または側臥位（動画参照）にて行う．

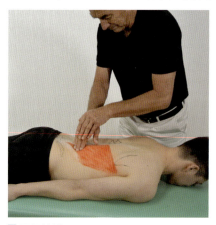

■ 下部線維
- 腹臥位もしくは側臥位にて寛骨を前傾させて，広背筋を緩めた状態で，筋線維に対し直行でクロスファイバー・フリクションを行う．

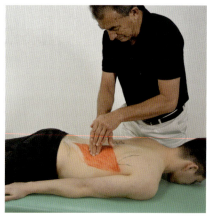

■ 中部線維
- 仙骨から開始して広背筋全体の筋肉をクロスファイバー・フリクションする．

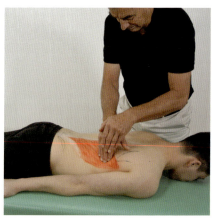

■ 上部線維
- 次にラミナグループを施術し，そこから肩甲骨下角へ向けてクロスファイバー・フリクションしていき，脇の下の届く範囲まで施術する．

自動的リリース①

▶ 患者に肩関節内転・外転してもらいながら，広背筋を伸張させつつ，広背筋の下部，中部，上部筋線維に対し走行方向に直行にクロスファイバー・フリクションを行う．
▶ 次に患者に寛骨を前傾・後傾してもらいながら，クロスファイバー・フリクションする（写真非掲載）．
▶ 肩関節外転と，寛骨の前傾，後傾の動きを同時に組み合わせながら施術する方法もある（写真非掲載）．

「下部」

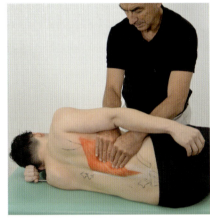
■ 開始肢位（下部線維へのアプローチ時）

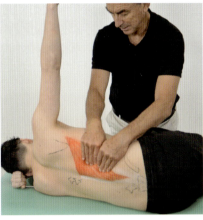
■ クロスファイバー・フリクション

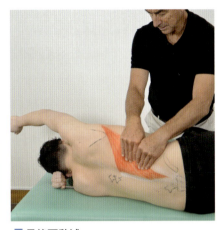
■ 最終可動域

「中部」

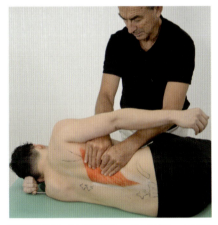
■ 開始肢位（中部線維へのアプローチ時）

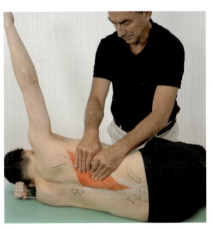
■ クロスファイバー・フリクション

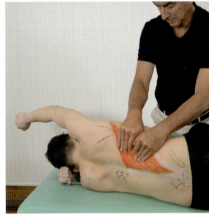
■ 最終可動域

「上部」

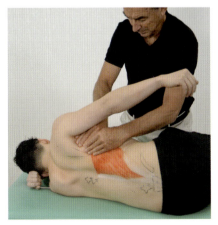
■ 開始肢位（上部線維へのアプローチ時）

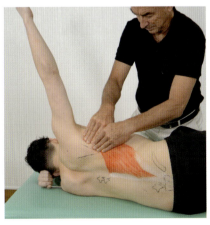
■ クロスファイバー・フリクション

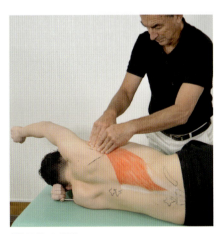
■ 最終可動域

■ 他動的リリース

▶他動で，肩関節内転・外転させ，広背筋を伸張させながら，広背筋の下部，中部，上部筋線維に対し走行方向に直行にクロスファイバー・フリクションを行う．
（動画なし）

「下部」

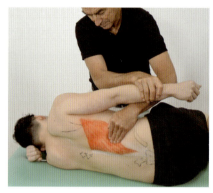
■開始肢位（下部線維へのアプローチ時）

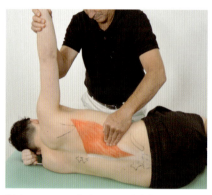
■クロスファイバー・フリクション

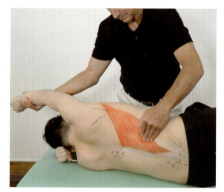
■最終可動域

「中部」

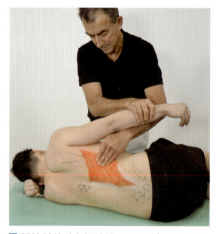
■開始肢位（中部線維へのアプローチ時）

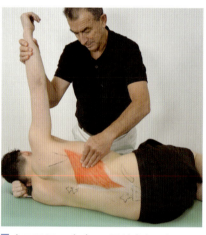
■クロスファイバー・フリクション

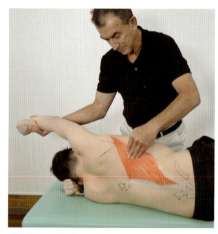
■最終可動域

「上部」

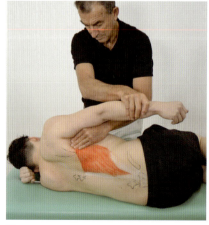
■開始肢位（上部線維へのアプローチ時）

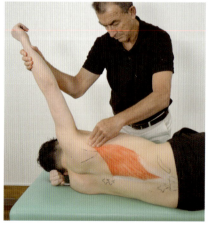
■クロスファイバー・フリクション

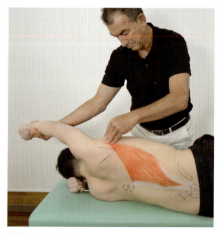
■最終可動域

③ トリガーポイントのリリース

動画 ▶「③広背筋—トリガーポイントのリリース」

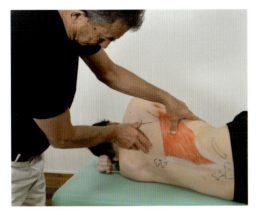

- 索状硬結を辿って触診し，ジャンプサインがあったら，そのスポットをジャンプサインがみられたときと同じ圧で保持し，痛みのレベルが頂点に達したのちに下がるまで待つ．30秒でリリースできることもあれば2〜3分かかることもある．

④ 自己エクササイズ

▶ 腰椎に手を当てた時に，MCP関節の厚さよりも前弯が大きい時は腰椎前弯が非常に大きいことを示唆する．逆にMCP関節の幅よりも狭い場合は腰椎前弯が少ない．

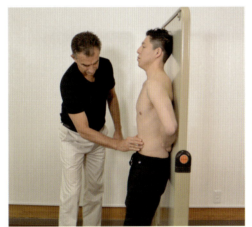

- 壁から少し離れて立ってバランスをとり，手を後ろへ回してもらう．その時に壁と患者の背中との間の隙間は，回した手のMCP関節が入るぐらいがちょうどよい．

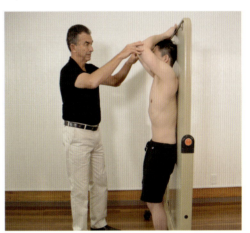

- 骨盤を前・後傾してもらい，腰椎前弯のニュートラルを見つけたら，その位置を保持する．両肘を前に突き出すように屈曲して両手を頭の上部の壁につける．

▶ 肘同士を近づけたり，遠ざけたりすることで上部線維を伸張することができ，寛骨を前傾，後傾させることで下部線維を伸張することができる．

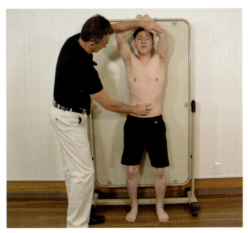

- 両手は頭の上部の壁につけたまま，寛骨を前傾させる．

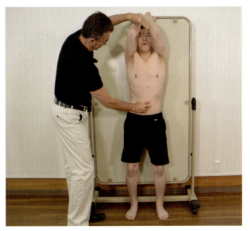

- 次に両肘を近づけ，寛骨を後傾させる．広背筋の上部と下部の両方で伸張されているのを感じるはずである．

2.8 斜角筋（前斜角筋・中斜角筋）

前斜角筋

- ▶起始：第3〜第6頸椎横突起の前結節
- ▶停止：第1肋骨斜角筋結節
- ▶作用：第1肋骨の挙上，頸椎の側屈
- ▶神経：下位の頸神経（C4〜C6）
- ●ポイント：前斜角筋と中斜角筋は首の動きをアシストするだけでなく，腕神経叢が前斜角筋と中斜角筋との間を通っているので，重要な筋肉である．

中斜角筋

- ▶起始：第2〜第7頸椎横突起の後結節
- ▶停止：第1肋骨上面の鎖骨下動脈溝の後方隆起
- ▶作用：第1肋骨の挙上，頸椎側屈
- ▶神経：頸神経（C3からC8）
- ●ポイント：中斜角筋は前斜角筋の背側にあり，第一肋骨に繋がっている．

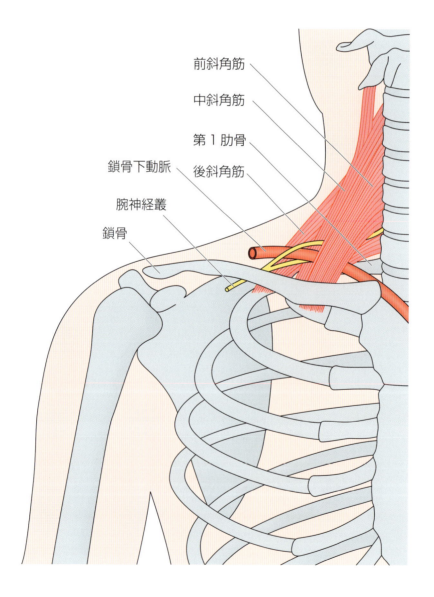

2.8.1
斜角筋（前斜角筋・中斜角筋）：評価

左右両方の前斜角筋・中斜角筋を評価し，左右差があるかみる．

「前斜角筋の位置の確認」

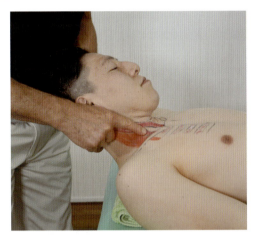

- 前斜角筋は胸鎖乳突筋のすぐ下にあり，C3～C6の横突起から第1肋骨につながっている．第1肋骨は鎖骨に隠れていて見えないが，前斜角筋が過緊張により短縮して第1肋骨が挙上されると，鎖骨の背側が膨らんで見えることがある．
- 前斜角筋は胸鎖乳突筋の背側にある．

自動運動テスト

前斜角筋

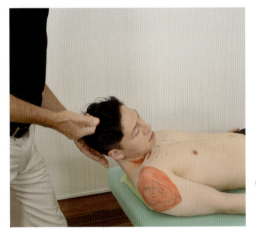

- 自動で頚部を屈曲，同側に側屈と10°くらい回旋してもらい，痛みが出ないか見る．また腕の神経症状が生じるか確認する．

中斜角筋

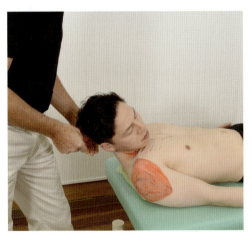

- 自動で頚部を屈曲，同側に側屈と40°くらい回旋してもらい，痛みが出ないか見る．また腕の神経症状が生じるか確認する．

2 肩関節の機能的評価と施術

■ 他動運動テスト

前斜角筋

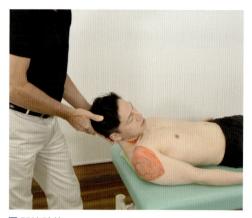
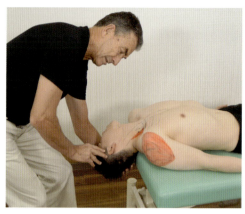

■ 開始肢位
- セラピストは他動で患者の頚部を屈曲，同側に側屈と10°くらい回旋させて，同側の前斜角筋が一番緩んだ状態にする．

■ 終了肢位
- 他動で頚部伸展，対側に側屈と10°回旋させて，前斜角筋を伸張させながら可動域制限を評価し，どれくらい前斜角筋が短縮しているか確認する．このとき第1肋骨が挙上してこないか注意する．

中斜角筋

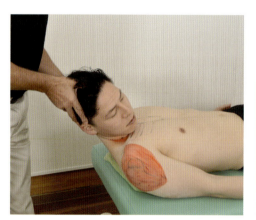
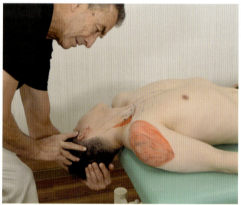

■ 開始肢位
- 他動で患者の頚部を屈曲，同側に側屈と45°くらい回旋させて，同側の中斜角筋が一番緩んだ状態にする．

■ 終了肢位
- 他動で少しずつ頚部伸展，対側に側屈と45°回旋させ中斜角筋を伸張させていき，関節可動域制限の有無や位置，また第1肋骨が挙上してこないか確認する．

2.8.2
斜角筋（前斜角筋・中斜角筋）：施術

腹式呼吸が効率よく行われないと，横隔膜などの呼吸筋の活動が抑制され，その代償として斜角筋などの首の筋肉を使って呼吸するようになり（呼吸補助筋），斜角筋も過緊張してしまうことがある．呼吸運動は，姿勢が大きく関わるため，そのような場合は，まず体幹の安定性を高めることが大切で，それから斜角筋に対応する．

①筋膜リリース

他動的リリース
▶ 左右の前斜角筋，中斜角筋に対して行う．

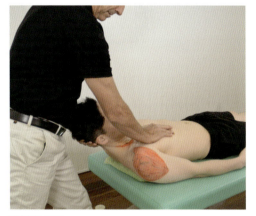

■ 開始肢位
- 手掌を平らにして患者の鎖骨に当てる．患者の頚部を他動にて屈曲，同側に前斜角筋では側屈と10°，中斜角筋では40°回旋させ，筋肉を緩ませる．

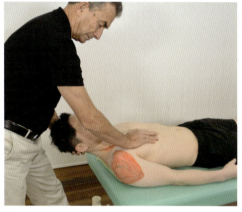

■ オシュレーション
- 患者の頚部を伸展，対側に側屈と回旋させる中で筋膜の動きに制限を感じたら，そこでオシュレーションを行う．筋膜の緊張が緩んできたのがわかったら，次の可動域まで筋膜を伸張させる．

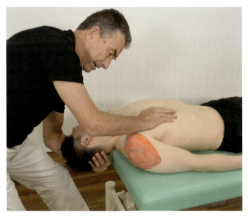

■ 最終可動域
- 少しづつ最終可動域まで筋膜を伸張させ，同様に行う．

②筋腹リリース

「② 斜角筋—筋腹リリース」

前斜角筋

▶患者の頭部をセラピストの大腿で支えると，患者が自動で斜角筋を収縮させるのを防ぐことができる．

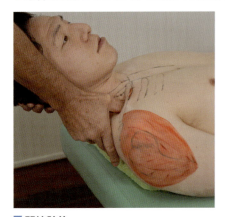
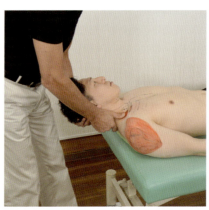
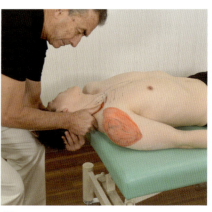

■ 開始肢位
- 患者の頚部を他動で屈曲，同側に側屈と回旋させ，母指を鎖骨の下に入れて第1肋骨を触診する．

■ マッサージ
- 頚部を10°回旋，屈曲させ，頚椎横突起の腹側を筋線維に沿ってマッサージ（クロスファイバー・フリクションとストリッピング）する．マッサージの強さのレベルは患者と確認し合いながら行い，VAS6を超えないようにする．

■ 終了肢位
- 少しづつ最終可動域まで筋肉を伸張させて，同様に行う．

中斜角筋

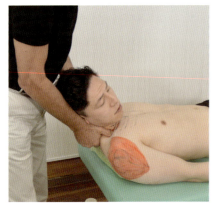
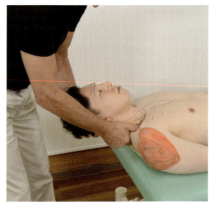
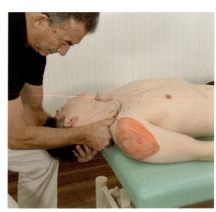

■ 開始肢位
- 患者の頚部を他動で屈曲，同側に側屈・40°回旋させ，セラピストは母指にて前斜角筋の一横指外側にある中斜角筋を触診する．

■ マッサージ
- 患者の頚部を他動で伸展，対側に側屈・回旋させる中で動きに制限を感じたら，その位置でマッサージする．緊張が緩んできたのがわかったら，次の可動域まで中斜角筋を伸張させていく．

■ 終了肢位
- 少しづつ最終可動域まで中斜角筋を伸張させて，同様に行う．

③第1肋骨リリース

「③ 斜角筋―第1肋骨リリース」

前斜角筋

- PNFストレッチングを利用して前斜角筋を緩め，第1肋骨の動きの制限を改善する．
- 等尺性収縮で行う．
- 患者が触診により痛みを感じる場合，また触診により拍動を感じる場合は，少し場所をずらす．

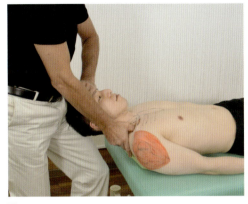
■ 短縮位

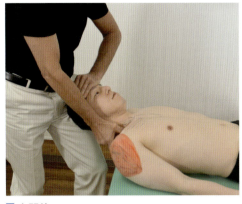
■ 中間位

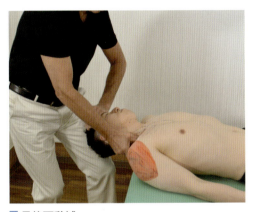
■ 最終可動域

- セラピストは母指を鎖骨の下に入れて第1肋骨を押さえ，頚部を他動でほんの少し屈曲させ（短縮位），同側に側屈，10°回旋させ，患者の前額部を押さえる．患者の頭部をセラピストの大腿部で保持する．患者はセラピストの抵抗に反して，20%の力で頭部を正中に戻そうとする．
- 少しずつ頚部を反対方向へ回旋させつつ伸展させて筋肉を伸張していき，中間位，最終可動域にても，同様にリリースを行う．

中斜角筋

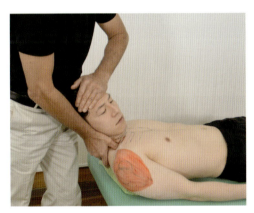
■ 短縮位

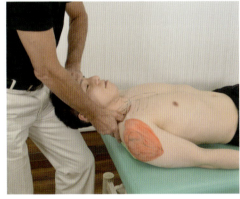
■ 中間位

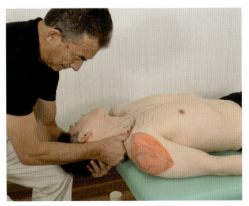
■ 最終可動域

- 屈曲位にて母指を鎖骨の下に入れて前斜角筋の第1肋骨リリースの手技時よりも少しだけ背側を触診し，第1肋骨を押さえる．患者の頚部を他動でほんの少しだけ屈曲させ，同側に側屈・40°回旋した肢位で固定し，患者にセラピストの抵抗に反して頭部を正中に戻そうとしてもらう．
- 少しずつ頚部を反対方向に回旋させつつ伸展させて筋肉を伸張していき，中間位，最終可動域でも同様に行う．最大に伸張させると，対側の40°回旋・伸展位くらいまで可動させることができる．

2.9 菱形筋

小菱形筋
- 起始：C7・T1 の棘突起
- 停止：肩甲棘上の肩甲骨内側縁
- 作用：肩甲骨を固定と挙上，肩甲骨内側縁の内転
- 神経：肩甲背神経（C5）

大菱形筋
- 起始：T2〜T5 の棘突起
- 停止：肩甲棘より下方の肩甲骨内側縁
- 作用：肩甲骨を固定と挙上，肩甲骨内側縁の内転
- 神経：肩甲背神経（C5）

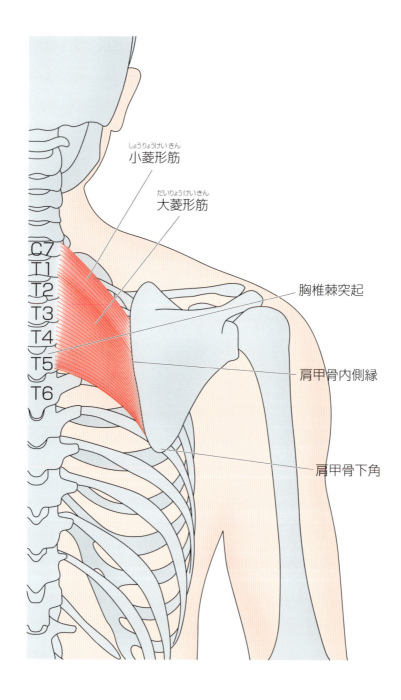

2.9.1

菱形筋：評価

「2.9.1 菱形筋—評価」

● 菱形筋に肥厚や瘢痕組織の癒着などがあると，肩甲骨を内転させる時に痛みが起こることがあるが，パドリングする選手や水泳の選手などを別にすれば菱形筋が緊張して短縮することにより痛みが発するというよりは，菱形筋が弱化し，収縮できないために痛みを発することのほうが多い．後者の例である上部交差症候群では，胸椎後弯，肩甲骨外転による円背，大胸筋の短縮，菱形筋の伸長・弱化を特徴とする．本症候群が疑われる患者では菱形筋の強度をテストする必要がある．

■ 自動運動テスト
▶ 菱形筋を収縮させた時に，痛みが出ないか確認する．

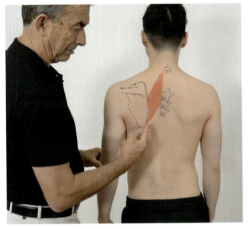

■ 菱形筋の位置確認
● 菱形筋が収縮すると肩甲骨内側縁がC7〜T5の方向（内上方）へ挙上される．

■ 他動運動テスト
▶ 菱形筋の長さ（肩甲骨を安定させられるかどうか）を評価する．

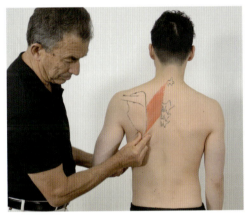

① 片方の手で肩甲骨下角を触知し，他方の手で患者の肘を固定する．

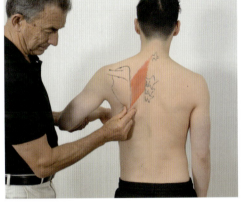

② 肩甲骨下角を触知したまま，肩関節を外転させていき，肩甲骨が回旋し始めたのを確認できたら，その外転位置を保持し，その位置から水平内転させていく．

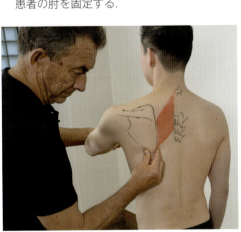

③ 90°水平内転までは菱形筋が収縮して肩甲骨の位置を保持するはずなので，その前に肩甲骨が不安定になり，動いてしまうようであれば，菱形筋の弱化が，90°水平内転を越えて回旋し始める場合は，菱形筋の短縮が考えられる．

抵抗運動テスト

等尺性（求心性）収縮テスト

▶ 患者が菱形筋を収縮させる時，体幹の伸展・回旋による代償動作が起きないか注意してみる．

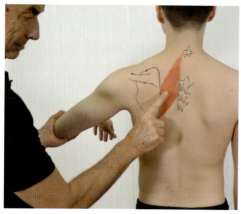

■ 第1段階
● 菱形筋の伸張が最も緩んだ肢位にて肘を固定・保持し，もう一方の手で肩甲骨内側縁を把持する．患者にセラピストの保持する力に抵抗して，肩甲骨を斜め上に挙げてもらい，その際の痛みの有無を確認する．

■ 第2段階
● 第1段階で痛みが生じなければ，菱形筋を少し伸張させた位置で保持し，患者に抵抗に反して肩関節を水平外転してもらう．

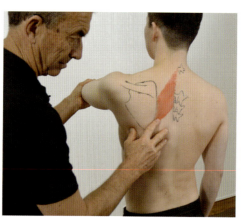

■ 最終可動域
● 第2段階のテストでも痛みが生じない場合は，最終可動域まで菱形筋を伸張させた位置で保持し，患者に抵抗に反して水平外転してもらう．

遠心性収縮テスト

▶ 患者にセラピストが菱形筋を伸張させることができる程度（腕を前に押せるくらい）の力で筋を収縮してもらうことで，遠心性収縮させることができる．

▶ 患者が菱形筋の遠心性収縮をキープさせる時に体幹の伸展・回旋による代償動作が出ないか確認する．

▶ 痛みが出るところがあれば，施術の際に対応する．

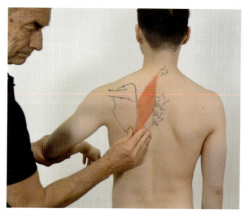

■ 開始肢位
● 患者に肩甲骨を安定させるように意識してもらいながら，菱形筋を収縮してもらう．セラピストが他動で腕を誘導できる程度の力で保持してもらい，セラピストは抵抗に反して肩関節を水平内転させていく．

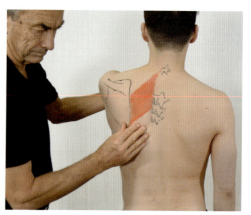

■ 90°水平内転
● 少しずつ90°まで水平内転させていき，痛みが生じないか確認する．

2.9.2
菱形筋：施術

- 上肢においては重要な筋膜スリング（筋膜機能線）として，前方スリング，後方スリング，らせん状スリングがあり，菱形筋は前鋸筋，外腹斜筋，内腹斜筋，股関節内転筋群とともに，らせん状スリングを構成する筋である．円背の姿勢だと，菱形筋，前鋸筋，脊柱起立筋などの筋膜が伸張されて癒着が起きてしまうため，らせん状スリングの機能に影響を与える．菱形筋の筋膜との癒着をほぐすには，筋膜機能線を考慮に入れて筋膜リリースする必要がある．

「① 菱形筋―筋膜リリース」

①筋膜リリース

ウォームアップ

▶ 皮膚の色がピンク色に変わってくる程度まで筋膜を温める．

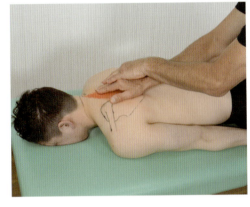

● 手掌を平らにして当て，あらゆる方向に筋膜を伸ばして，温める．

自動的リリース

▶ 患者に菱形筋を伸張させ，セラピストは筋肉が伸びてくる方向と反対に筋膜を伸張させる．

※動画映像は一部のみ．

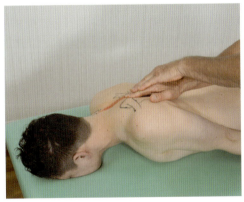

① 患者は最初，肩甲骨を内転させる．セラピストは菱形筋の筋膜をしっかりと捉える．

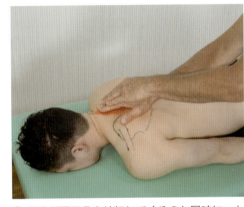

② 患者が肩甲骨を外転してくるのと同時に，セラピストは筋膜を棘突起のほうへ動かす．

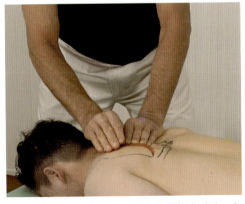

③ 今度は反対に患者は肩甲骨を外転させる．セラピストは菱形筋の筋膜をしっかりと捉える．

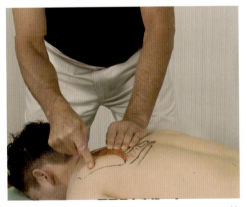

④ 患者が肩甲骨を内転してくるのと同時に，筋膜を肩甲骨内側縁のほうへ動かす．

②筋膜スリングのリリース

「②菱形筋―筋膜スリングのリリース」

「らせん状筋膜スリングの位置」

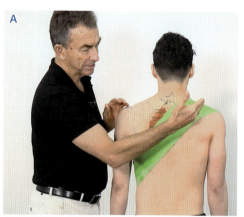
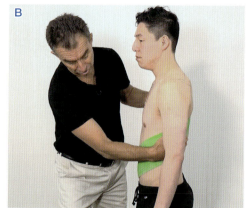
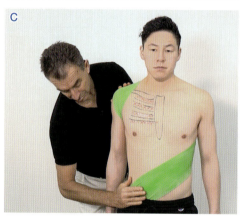
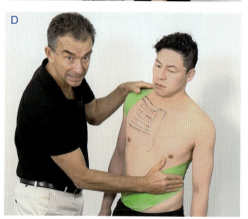

- らせん状筋膜スリングは後方から前方へ巻きついており，菱形筋，前部の前鋸筋，外・内腹斜筋を通って，股関節内転筋群まで伸びている（図A～C）．したがって，図Dのように，体幹がねじれている患者では，この筋膜スリングに引っ張られている可能性がある．

「筋膜スリングのリリース」

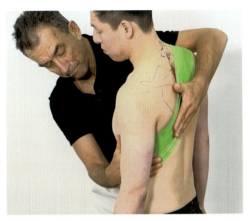

① 片方の手を背側の菱形筋に当て，もう一方の手を腹側の腹斜筋に当てる．

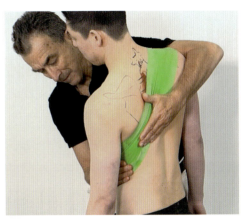

② セラピストは筋膜を伸張させ，患者は屈曲，回旋し，セラピストの加える抵抗に反して正中に戻ろうとする．

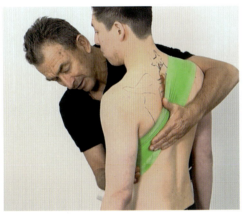

③ セラピストは筋膜の緊張を保持し，患者も軽く力を入れ続けたままオシュレーションして筋膜に摩擦熱を起こす．

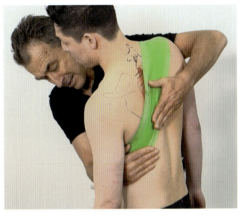

④ 筋膜が緩み始めたら，患者に少し正中方向に体を戻してもらう．セラピストは筋膜に当てる手の位置を少しずらして伸張し，患者にさらに屈曲，回旋してもらい，同様に筋膜スリングをリリースする．

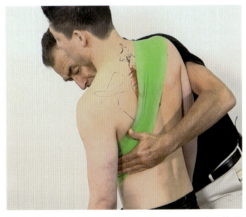

⑤ セラピストは筋膜スリングに当てる手の位置をずらし，さらに筋膜を伸張させ，同様に筋膜リリースを行う．

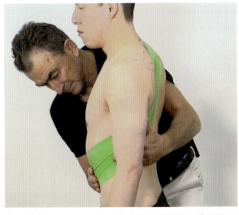

⑥ 腹側をリリースするときは下腹部に手を当てる．

③筋腹リリース

「③ 菱形筋―筋腹リリース」

他動的リリース

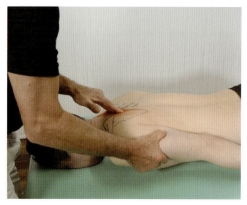 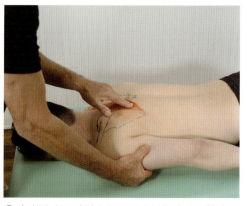

① 肩甲骨を他動で内転させ，菱形筋を緩ませて，その位置を保持し，筋線維に対して直行でクロスファイバー・フリクションし，筋肉全体に対応する．

② 患者はゆっくりと肩甲骨を外転させて筋肉を伸張させる．肩を施術台まで下ろした後も，さらにクロスファイバー・フリクションを続ける

自動的リリース

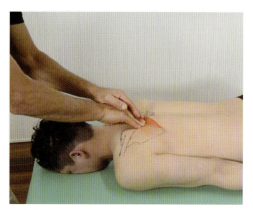 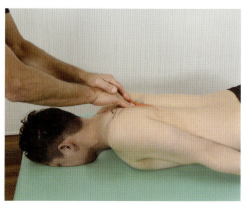

● 患者に肩甲骨を外転位から内転させて菱形筋を収縮させ，セラピストは筋線維をクロスファイバー・フリクションする．

④トリガーポイントのリリース

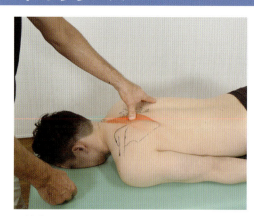 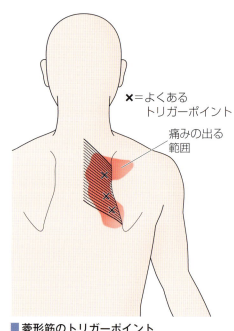

● 筋肉のクロスファイバー・フリクションをする時に索状硬結が見つかることがある．索状硬結をたどってみて，トリガーポイントが存在しないか慎重に触診し，トリガーポイントが見つかったら指圧を保持してリリースする．

✕＝よくあるトリガーポイント
痛みの出る範囲

■ 菱形筋のトリガーポイント

2.10 肩甲上腕のリズム

▶肩甲上腕のリズムは，肩甲骨と上腕骨との間の動きのタイミングである．おおよそ「上腕骨の挙上角度：肩甲骨の上方回旋角度＝2：1」の一定の比率で動く．おおよそ上腕骨が2°外転すると，肩甲骨の1°の上方回旋が見られる．正常な肩甲骨の位置の変化があるときは，肩甲上腕関節に機能不全があると考えられる．重要なのは，遅くとも外転80°で肩甲骨を上方回旋させ始め，インピンジメントを起こさないようにすることである．

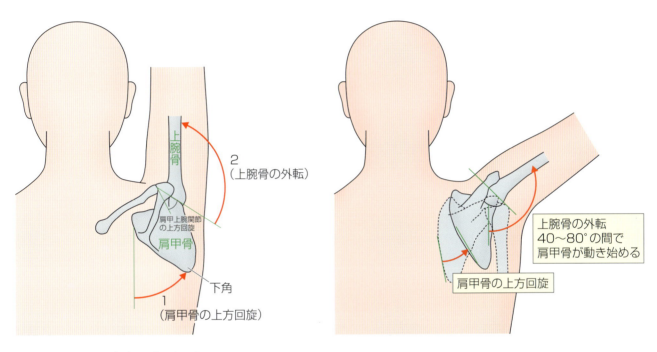

肩甲上腕リズム2：1

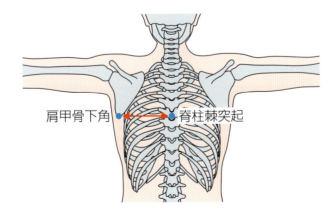

肩甲骨下角と脊柱棘突起の距離を測定し，
左右の肩甲上腕リズムの差を評価する．

2.10.1
肩甲上腕のリズム：評価

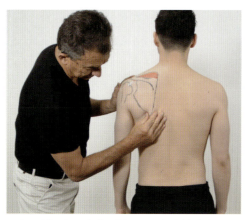

- セラピストは患者の肩甲骨下角を触診する．

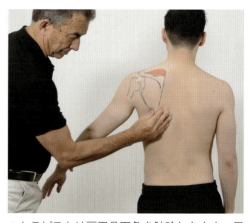

- セラピストは肩甲骨下角を触診したまま，反対の手で患者の腕を動かし，肩関節外転させていきながら，肩甲骨が上方回旋してくるポイントを探す．40°～80°外転で肩甲骨が上方回旋し始めれば正常範囲と考える．左右を比較する．しっかりと骨をつかむように触診し，筋膜の動きと混合しないようにする．

2.11
第4胸椎症候群

▶第4胸椎（T4）付近には，自律神経や交感神経が通っており，T4周りの組織が過緊張などにより肥厚すると，自律神経と交感神経を圧迫され，腕や上背部および腰背部に痛みやしびなどが拡散する．患者が肩に痛みを感じるときには，T4の動きの悪さとその周りの組織の硬さが原因である可能性を考慮する必要がある．

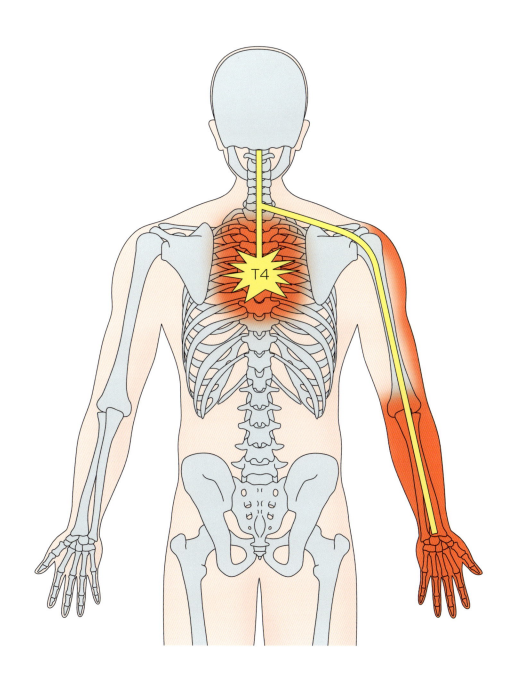

2.11.1
第4胸椎症候群：評価

第4胸椎（T4）まわりの組織が過緊張して肥厚し，T4の動きが悪くなることの原因の一つとして考えられるのが大殿筋の機能不全である．大殿筋は大きな筋肉で下半身を安定させる働きがあるので，大殿筋が弱化すると大殿筋-広背筋の後斜走系，脊柱起立筋の筋収縮パターンが乱れてしまい，胸椎に負担がかかるようになる．第4胸椎症候群をチェックする時は，大殿筋の萎縮と筋力低下がないかを確認する必要がある．

▶ 大殿筋の評価

■「大殿筋強度テスト」
▶ 肩甲骨下角は第6胸椎くらいの位置である．

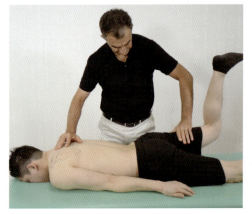

- 患者は腹臥位で膝を曲げて股関節を伸展させ，下肢を挙上し，セラピストの抵抗に反して肢位を保持する．

■「大殿筋収縮テスト」

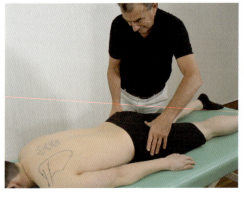

■ 大殿筋の収縮
- セラピストは萎縮の有無を確認し，両側の母指で大殿筋筋腹を触診する．患者は意識して大殿筋に力を入れ，セラピストは左右の大殿筋に同じタイミングで力が入るか，入る力は同じくらいか，入れた力をキープできるかなどを評価する．

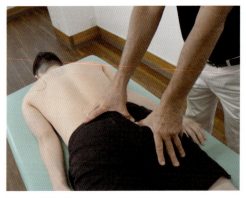

■ 大殿筋収縮パターンの評価①
- 大殿筋だけを収縮させようと力を入れる時に，代償的に脊柱起立筋とハムストリングに力が入っていないかチェックする．

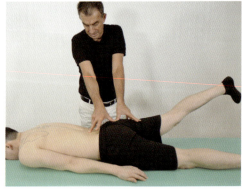

■ 大殿筋収縮パターンの評価②
- 股関節伸展動作の時に，大殿筋よりも先にハムストリングに力が入ってしまわないか，また正しい順番で脊柱起立筋が収縮していくかどうか評価する．

2.11.2
第4胸椎症候群：施術

- 手技は，グレード1のモビライゼーションで行う．
- 第4胸椎症候群への対応では，第3〜5胸椎に対し，施術を行う．
- 脊椎のモビライゼーションにはさまざまな方法があるが，母指を垂直に当てて行うといった関節に負担をかける手技が原因で，指などに関節炎を起こすセラピストが多くみられる．長年このような方法を続けると，モビライゼーションができなくなってしまうばかりか，セラピストとして働けなくなってしまうかもしれない．こうした理由から本書では，手指に負担がかかりにくい方法を紹介する．

① 胸椎モビライゼーション

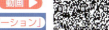

胸椎棘突起を介したアプローチ ①

▶ 胸椎の回旋運動を引き出したいときに行うアプローチである．

▶ 第6胸椎は肩甲骨下角あたり，第3胸椎は肩甲棘あたりであり，第4胸椎はその間にある．

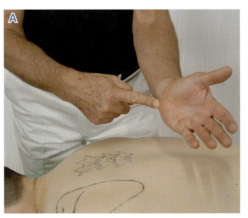 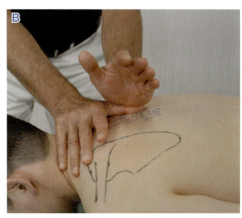

- 頭側手の母指を胸椎棘突起のすぐ外側にあるラミナグルーブにねかせ，母指指腹を棘突起にIP関節を横突起に当てるようにしたら，尾側手の豆状骨を頭側手の母指の爪とIP関節の間にかける（図A，B）．

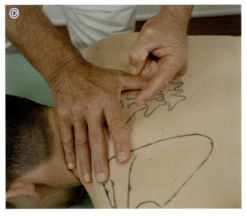 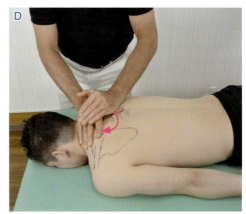

- 筋肉を胸椎の最終可動域までしっかり圧迫したまま，尾側手の手掌で頭側手の母指を動かして斜め上の方向（図Cの尾側手示指が指す方向）にねじり，椎間関節をグライドさせる（図D）．1〜2回行ったら，横突起に対する施術（次頁）を行ってから，施術した胸椎の反対側でも同様に母指を置き，先ほどとは逆方向にねじり，反対側の椎間関節をグライドさせる．

2 肩関節の機能的評価と施術

胸椎横突起を介したアプローチ

▶ 胸椎の回旋運動を引き出したい時に行うアプローチである．

▶ 棘突起の時は椎間関節をグライドさせたが，横突起へのアプローチでは斜めに脊椎を動かして，脊椎を回旋させる．

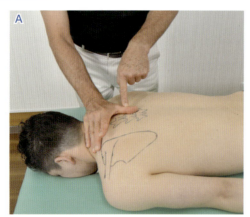
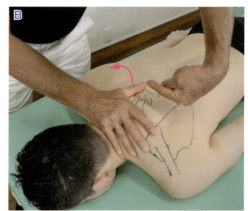
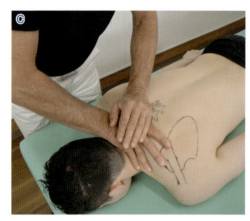

- 横突起をモビイラゼーションする時は，頭側手の母指のIP関節に尾側手の豆状骨を重ね（図A），尾側手の手掌で頭側手の母指のIP関節をセラピストの立ち位置側の頭側（図Bの尾側手示指が示す方向）に動かして，脊椎を回旋させる（図C）．

胸椎棘突起を介したアプローチ ②

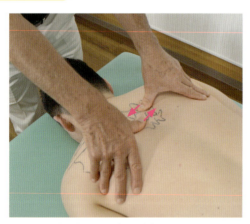
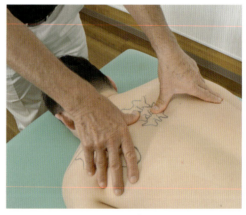

- 上下の棘突起それぞれの側面を左右の母指で押さえ，同時に母指で内側に動かしてモビライゼーションする．

- 反対側の椎間関節にアプローチするため，一方の母指を同じ棘突起に残して，もう一方の母指で次の棘突起を触診し，また同時に内側に動かす．

2.12 肋骨

- 左右それぞれ10本の肋骨は前では胸骨とつながり，12本は後ろで脊柱とつながっていて，横隔膜などとともに胸郭を形成する．肋骨は胸骨と関節するため，胸骨が一箇所でも制限があると上部肋骨はその動きが制限され，このことが呼吸機能や姿勢維持，上肢機能など多くの機能に影響を及ぼす．
- 肋骨は第2肋骨から第6肋骨までは pump-handle motion と呼ばれ，ポンプのように機能する．息を吸う時には腹側の肋骨は上へ上がり，背側は下がる．息を吐くときは腹側の肋骨が下がり，背側は上がる．第7肋骨から第10肋骨までは bucket-handle motion と呼ばれ，バケツのハンドルのように機能する．息を吸う時にはバケツのハンドルの弧を描くように上がり，息を吐くと下がってくる．
- 自動車事故に遭いシートベルトに圧迫されて，肋間筋に内出血が起きたり，肋骨が疲労骨折したりすると，その結果として肋間筋に瘢痕組織の癒着が起こり，肋骨の動きが悪くなることがある．また昔負った怪我が原因で肋間筋の瘢痕組織が癒着し，自由に動かなくなることがある．
- 今日の社会でよく見られる，筋肉の緊張と弱化を原因とした姿勢の悪さからおこる機能性側弯症も，肋骨の可動性低下の原因となる．

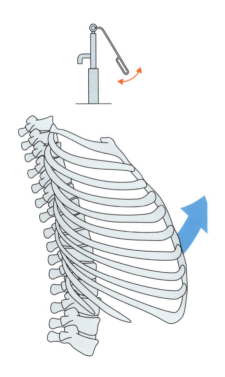
上位肋骨の運動
（pump-handle motion）

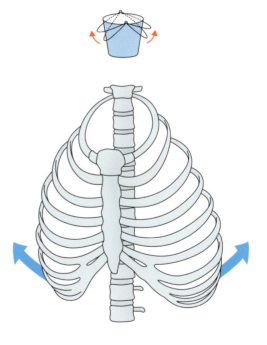
下位肋骨の運動
（bucket-handle motion）

2.12.1
肋骨：評価

- 胸椎はすべての肋骨と関節しているため，T4の動きの悪さ（「2.12 第4胸椎症候群」参照」）が胸椎全体の問題になることがあり，胸椎の動きが悪いと肋骨の動きにも制限が出てきて，正しく呼吸する能力に影響する．したがって肋骨を評価する際は，先にラミナグルーブおよび多裂筋，回旋筋，横突間筋と脊柱起立筋に対応して，この部分全体の瘢痕組織の癒着や肥厚をほぐしておくことが必要である．
- 肋骨の評価では，肋骨のコンプレッションとグライドを行い，途中で肋骨の動きが悪いと感じられることがあれば，患者が呼吸をする時に肋骨が動くかどうか，また吸気と呼気における腹側と背側の肋骨の動きを評価する．

①肋骨のコンプレッションと肋骨グライド 「①肋骨のコンプレッションと肋骨グライド」

肋骨のコンプレッション

▶肋骨全体を軽く押しながら，左右同じように肋骨に動きを出せるか，圧をかけても痛みが出ないか，などを評価する．

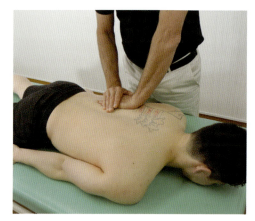

- セラピストは肘を伸ばして軽く体重をかけて肋骨全体に圧をかける．少し肋骨が沈むくらいでよい．

肋骨グライド

▶肋骨をコンプレッションした時に，気になる箇所があったら，それぞれの肋骨に動きが出せるかグライドさせて可動性を評価していく．

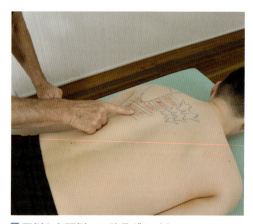

■尾側から頭側への肋骨グライド
- 評価したい肋骨を特定する．

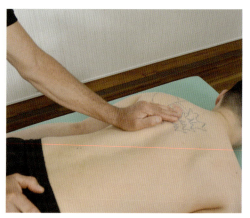

- セラピストは同側手の豆状骨を対象の肋骨に当て，尾側から頭側へグライドさせる．

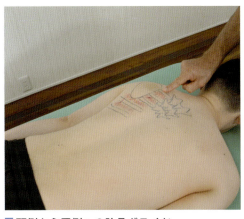
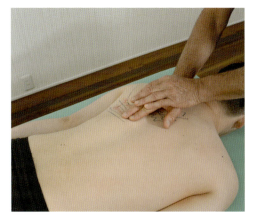

■ 頭側から尾側への肋骨グライド
- 評価したい肋骨を特定する．
- セラピストは反対側の手の豆状骨を対象の肋骨に当て，頭側から尾側へグライドさせる．

②呼吸時の肋骨の可動制限の評価

第2〜第6肋骨の評価

▶ 第2肋骨から第6肋骨まで順に評価をおこない，左右の動きの質を評価する．
▶ 鎖骨があるので，第1肋骨は直接触診できない．
▶ 肋骨の頭側，尾側の両方から評価する．

【背側の肋骨の動きの評価】

動画▲
「②-1 呼吸時の背側の肋骨の可動制限の評価」

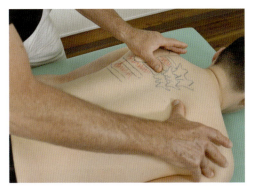
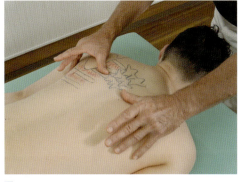

■ 吸気時
- 尾側から頭側に向けて母指でしっかりと左右の肋骨を押さえる．吸気で脊側の肋骨が下がってくるか感じ取る．

■ 呼気時
- 頭側から尾側に向けて母指でしっかりと左右の肋骨を押さえる．呼気で脊側の肋骨が上がってくるか感じ取る．

【腹側の肋骨の動きの評価】

動画▲
「②-2 呼吸時の腹側の肋骨の可動制限の評価」

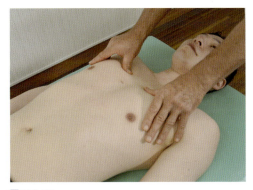
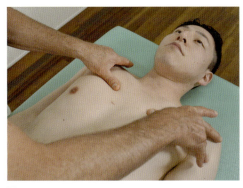

■ 吸気時
- 頭側から尾側に向けて母指でしっかりと肋骨を押さえる．吸気で肋骨が上がってくるか感じ取る．

■ 呼気時
- 尾側から頭側に向けて母指でしっかりと肋骨を押さえる．呼気で肋骨が下がってくるか感じ取る．

第7～第10肋骨の評価

（動画なし）

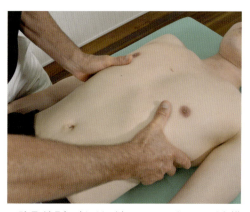

- 肋骨が吸気時にはバケツのハンドルの弧を描くように上がり，呼気時には下がってくるか，評価する．

2.12.2 肋骨：施術

- 肋骨のコンプレッションとグライドを行ったのち，肋骨の動きを制限している肋間筋に対し，クロスファイバー・フリクションを行う．レイキングを使って肋間筋全体をリリースするのもよいことで，肋間筋の瘢痕組織の癒着をほぐすことができるだけでなく，喘息に悩まされている患者にとっても症状改善に効果的である．肋間筋がほぐれたところでマッスルエナジーテクニックを使う．
- 僧帽筋，菱形筋や広背筋のように胸椎に複数の付着点がある筋肉のバランスが悪いと機能性側弯症を引き起こす可能性がある．機能性側弯症に罹患している患者を施術する方法を示す．

①肋間筋瘢痕組織の癒着へのアプローチ

クロスファイバー・フリクション

動画▲
「①-1 肋間筋―クロスファイバー・フリクション」

動画▲
「①-2 肋間筋―レイキング」

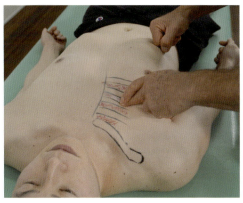

■クロスファイバー・フリクション①
- 中指を人差し指でサポートして，肋骨の動きを制限していると思われる肋間筋のクロスファイバー・フリクションを行う．

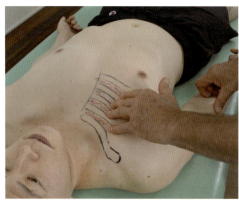

■クロスファイバー・フリクション②：レイキング
- 4本の指を肋間筋に合わせて置き，同時にクロスファイバー・フリクションを行う．肋間筋全体に対して行う方法である．

マッスルエナジーテクニック

▶マッスルエナジーテクニックにより，肋骨筋を伸張させる．

動画▲
「①-3 肋間筋―マッスルエナジーテクニック」

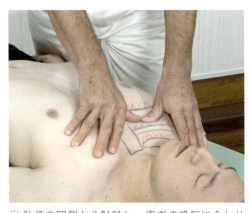

①肋骨を尾側から触診し，患者の吸気に合わせて肋骨を頭側に押し上げる．呼気と同時に下がってこようとする肋骨を押さえて，その位置を保持する．

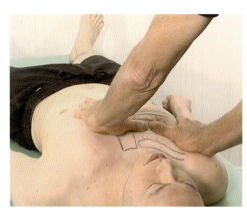

②肋骨を頭側から触診し，患者に息を吸ってから吐いてもらい，それと同時に肋骨を尾側へ押す．患者の吸気に合わせて，息を吸うときに頭側へ上がろうとする肋骨を押さえて，その位置を保持する．

②側弯へのアプローチ

- 側弯症患者ではほぼ90％の確率で，側屈によって圧迫された椎間関節による対側への回旋がみられる．

- 脊柱が生理的ニュートラルであれば，回旋は側屈の逆方向におこるが，胸椎に強く後弯があると側屈と回旋の方向が変わってくることに注意が必要である．

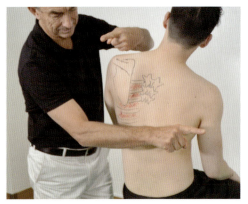

① この患者では右へ側屈，左へ回旋している．

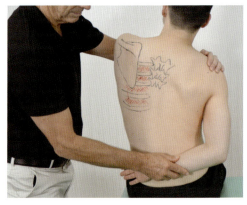

② 患者の右腕を後ろへ，左手を右肩にかける．

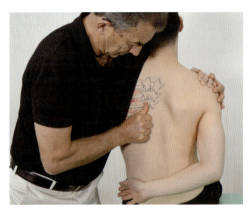

③ 患者はセラピストの肩に頭を乗せて，左側屈になるようにする．セラピストは側弯のカーブの真ん中から一つ下の脊椎の棘突起を触診する．

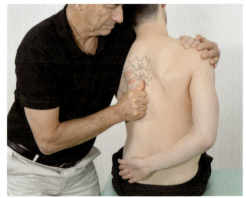

④ セラピストは触診している棘突起を右方向へ押しながら，可動限界まで患者を左側屈，右回旋させ，患者に20％程度の力で正中に戻ってこようとしてもらい，その力に抵抗して6～10秒ほど，その位置から動かないように保持する．
患者に一度力を抜いてもらい，セラピストは力をゆるめず押さえている位置を保持したまま，さらに側屈と回旋させ，可動域を変えて3～4回同じ施術を行う．

2.13 キネシオテープ

▶筆者は怪我によって機能不全を起こした組織や手術後の組織が潰されてリンパや血液の流れが悪くなった症例に対し，組織内に空間を作るために，以前は固定テープでボックステーピングという方法を使用していた．しかし，キネシオテープの貼り方を学び，そのコンセプトである「空・動・冷」を理解してから，キネシオテープを採用している．現在はオーストラリアでも，スポーツ選手のスポーツ障害の予防やリハビリテーションなどに幅広く利用されている．
▶キネシオテーピングの適応や貼り方については成書を参照されるか，専門の講習会を受けることをお勧めするが，ここでは上肢への適応例として，筆者が肩関節周囲筋へどのようにキネシオテーピングを使用するかを紹介する．

肩関節への適応

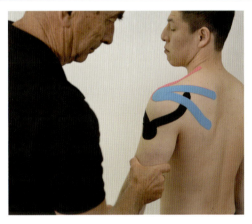

●黒いテープは三角筋に対する，青いテープは棘下筋と小円筋に対する，ピンクのテープは棘上筋に対するキネシオテーピングである．

三角筋へのキネシオテーピング

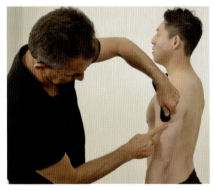

A：開始
●三角筋の三頭が合流する，三角筋全体の停止部にキネシオテープのベースを貼る．

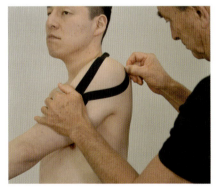

B：三角筋後部線維
●患者は肩関節を水平内転，内旋させ，セラピストはキネシオテープのベースを押さえて，組織を遠位に動かし，後方のテープを三角筋後部線維の端をカバーしながら肩甲棘まで貼る．

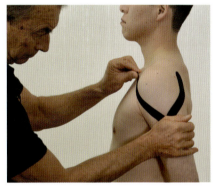

C：三角筋前部線維
●患者は肩関節を伸展させて背中の真ん中に手を置き，セラピストは三角筋停止部に貼ったテープを押さえて組織を遠位へと動かし，テープの前方で前部線維の端をカバーしながら，鎖骨まで貼る．

2 肩関節の機能的評価と施術

棘上筋へのキネシオテーピング

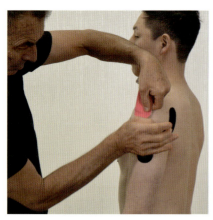

① 棘上筋のテープは棘上筋の停止部である上腕骨大結節から貼る．

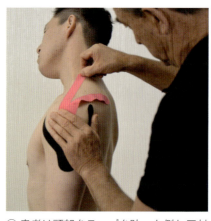

② 患者は頭部をテープを貼った側と反対に側屈させ，セラピストは停止部に貼ったテープのベースを押さえて，組織を遠位に動かし，上部のテープを棘上筋の前方の線維に沿って肩甲上窩の内側まで貼る．

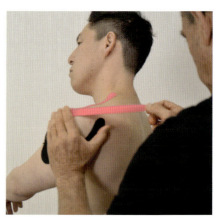

③ 患者は頭部をそのまま側屈させながら，肩関節を水平内転と内旋させ，セラピストは停止部に貼ったテープのベースを押さえて組織を遠位に動かし，下部のテープを棘上筋の後方線維に沿わせながら，肩甲棘の内側まで貼る．

棘下筋へのキネシオテーピング

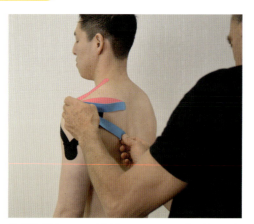

① 棘下筋にテープを貼るには2つに切り分けた先から貼っていく．上部のテープは肩甲棘と肩甲骨内側縁が交わるところまで貼り，下部のテープは肩甲骨下角まで貼る．

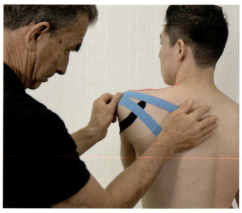

② 患者は肩関節を水平内転，内旋させる．セラピストは先にキネシオテープを貼った2カ所を押さえて組織を遠位に動かし，2つに分かれたキネシオテープのそれぞれを筋肉の走行に合わせながら，テープのベースを上腕骨大結節に貼る．

●著者

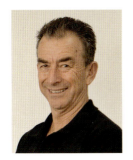

ジェフ・マリー（Jeff Murray）

理学療法士と共に治療で経験を積み，その後，22年間に渡りTAFE（Technical and Further Education）Collegeのマッサージスクールの主要講師を勤め，解剖学・運動生理学，治療マッサージの評価・施術方法，スポーツ・マッサージ，トリガーポイントセラピー，筋膜リリース，リハビリテーション・エクササイズなどの指導にあたる．シドニーオリンピックでは，スポーツマッサージのディレクターを務めるなど，オーストラリアのマッサージ療法業界を代表する存在．来日セミナーでは，日本の理学療法士，作業療法士，柔道整復師などの徒手療法の知識・技術向上に貢献．DVD版「ジェフ・マリーのオーストラリアン徒手療法 腰痛治療編（DVD-video）」（医道の日本社刊）がある．

●訳

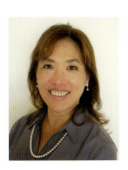

森田あずさ（Azusa Morita）

TAFE Collegeの学生時代のジェフの教え子であり，その後，臨床にて12年以上にわたり，ジェフよる科学的研究に基づいた評価・施術法を習う．OnsenTechniques®（アメリカの骨盤・脊椎矯正法）の認定を取得し，臨床で活躍する一方，恩師・ジェフ・マリーの専属秘書としてスケジュール管理や通訳業務もこなす．本書では翻訳も担当．

ジェフ・マリーによる日本でのセミナーに興味のある方は，https://www.beyondmassage.jp をご参照いただくか，info@beyondmassage.com.au までご連絡ください．

ジェフ・マリーのオーストラリアン徒手療法
90秒ルールで効果を確かめる
肩関節疾患の評価と施術アプローチ

発　行	2019年7月10日　第1版第1刷 ©
著　者	ジェフ・マリー
訳　者	森田あずさ
発行者	青山　智
発行所	**株式会社　三輪書店** 〒113-0033　東京都文京区本郷6-17-9　本郷綱ビル TEL 03-3816-7796　FAX 03-3816-7756　http://www.miwapubl.com/
映像制作	中島卓也（東京リハビリ整形外科クリニックおおた）
モデル協力	吉里雄伸（医療法人社団慶仁会 川﨑病院リハビリテーション科／九州看護福祉大学大学院）
装丁・本文デザイン・組版	白井弘志（公和図書デザイン室）
印刷所	シナノ印刷株式会社

本書の内容の無断複写・複製・転載は著作権・出版権の侵害となることがありますので，ご注意ください．
ISBN978-4-89590-657-9 C3047

JCOPY ＜出版者著作権管理機構 委託出版物＞
本書の無断複製は著作権法上での例外を除き禁じられています．
複製される場合は，そのつど事前に，出版者著作権管理機構（電話03-5244-5088，FAX 03-5244-5089，e-mail：info@jcopy.or.jp）の許諾を得てください．